AF298731

EXAMEN

DE

L'EXAMEN DE M. BROUSSAIS,

RELATIVEMENT

A LA PHTHISIE

ET

A L'AFFECTION TYPHOÏDE.

PAR E. CH. A. LOUIS,

Médecin de l'hôpital de la Pitié, Président perpétuel de la Société médicale d'observation, Membre de l'Académie royale de Médecine de Paris, Correspondant de celle de Marseille, de l'Académie impériale médico-chirurgicale de Pétersbourg, de la Société de Médecine d'Edimbourg; Membre de la Légion d'honneur.

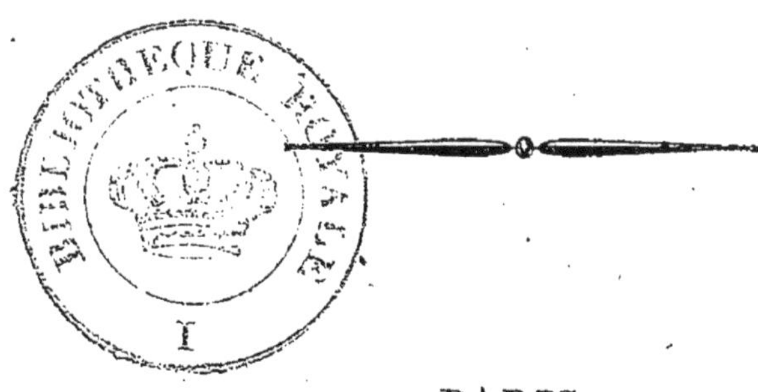

PARIS,

J. B. BAILLIÈRE,

LIBRAIRE DE L'ACADÉMIE ROYALE DE MÉDECINE,

RUE DE L'ÉCOLE DE MÉDECINE, 13 BIS.

LONDRES, MÊME MAISON, 219, REGENT STREET.

—

1834.

A la Mémoire

DE

J. JACKSON (de Boston),

MEMBRE DE LA SOCIÉTÉ MÉDICALE D'OBSERVATION.

EXAMEN

DE

L'EXAMEN DE M. BROUSSAIS,

RELATIVEMENT

A LA PHTHISIE ET A L'AFFECTION TYPHOÏDE.

C'est avec un véritable sentiment de surprise que j'ai vu, en ouvrant le quatrième volume de l'examen de M. Broussais, qu'il avait consacré cent trente-cinq pages à la critique de mes Recherches sur la phthisie et sur l'affection typhoïde. Comment, en effet, critiquer si longuement des ouvrages qu'on estime si peu, qu'on croit si vides? Quelques lignes, quelques pages, tout au plus, devaient suffire pour en faire justice.

A cette première surprise en a succédé une autre non moins grande. Malgré les antécédents de M. Broussais, je n'ai pu le voir sans étonnement donner à sa critique le caractère d'un pamphlet, descendre aux personnalités et aux injures les plus grossières, comme si de semblables moyens pouvaient donner beaucoup d'autorité à ses paroles.

1

Toutefois mon premier dessein n'était pas, il
s'en faut de beaucoup, de répondre à sa critique;
et si je renonce aujourd'hui au silence, c'est dans
la crainte que ses calomnies ne fassent un certain
nombre de dupes; car les ames honnêtes doivent
se persuader difficilement qu'un homme de l'âge
de M. Broussais, qui a joui d'une grande renom-
mée, puisse chercher à avilir le caractère d'un
médecin qui serait irréprochable; et mon silence
aurait pu être pris pour une adhésion. J'ai pensé
encore qu'en appelant le mépris sur les personnes,
on l'appelle aussi sur leurs ouvrages; qu'il ne fallait pas laisser croire qu'un médecin pût consacrer
une partie de son existence à l'observation, sans
résultat utile; car une semblable croyance serait
encore un moyen de détourner de cette observation
laquelle si peu de personnes s'appliquent d'une
manière suivie; et ces nouvelles réflexions ne me
permettant pas la moindre hésitation, j'ai relu
M. Broussais avec attention, j'ai comparé ce qu'il
m'a prêté avec ce que j'ai dit, j'ai examiné plusieurs des assertions qu'il a émises au sujet de sa
critique, et ce sont les remarques auxquelles ont
donné lieu cette comparaison et cet examen que je
vais soumettre au lecteur.

Qu'il me soit permis néanmoins, avant tout, de
dire comment j'ai été conduit aux Recherches que
j'ai publiées : mon rôle en sera plus facile, puis-

qué, ayant donné les moyens d'apprécier les injures de M. Broussais, je serai dispensé d'y revenir. Ce récit d'ailleurs ne sera pas long.

Après avoir exercé la médecine à l'étranger, je suis revenu en France à l'âge de trente-trois ans : j'ignorais alors l'influence exercée par M. Broussais sur les études médicales, et je me mis à lire ceux de ses ouvrages que je ne connaissais pas. Dans la crainte de ne pas avoir bien saisi une doctrine qui ne me paraissait pas démontrée, j'assistai à ses leçons, deux mois de suite, sans voir mes doutes dissipés. Alors, et pour sortir du doute où les ouvrages de M. Broussais m'avaient jeté, je résolus de me livrer à l'observation, et pour atteindre plus sûrement le but que je me proposais, de m'y livrer *sans partage*. Je poursuivis mon travail pendant près de sept années; c'est-à-dire que, pendant cet espace de temps, je ne vis que les malades reçus dans les salles Saint-Jean et Saint-Joseph de l'hôpital de la Charité. C'est seulement après trois années d'observation que je publiai, par le conseil d'un ami, un premier mémoire qui a pour objet la perforation de l'intestin grêle ; car mon but avait été d'observer pour connaître, et non pour dire ce que j'aurais observé. Cependant ce mémoire fut suivi de plusieurs autres, et bientôt je publiai mes Recherches sur la phthisie, recherches qui n'ont, pour ainsi dire, rien de commun avec celles de l'illustre Laënnec, ce dont M. Broussais aurait bien dû s'apercevoir. Puis, vinrent mes recherches sur l'affection typhoïde, que je fis paraître à la fin de 1828, après trois nouvelles années d'observation.

Que le lecteur juge maintenant entre M. Broussais et moi; qu'il dise si le médecin qui a renoncé, pendant près de sept années, à l'exercice de la médecine, pour se livrer à l'observation des faits; qu'il dise si ce médecin a pu avoir un instant l'idée d'inventer; si ces sept années d'étude ne prouvent pas tout le contraire, si elles ne doivent pas le mettre pour toujours à l'abri d'un semblable soupçon, si même ce soupçon ne serait pas une absurdité. Que le lecteur dise si celui qui a publié des résultats opposés aux opinions d'un ami qui lui facilitait les moyens de se livrer à l'observation, n'a pas une complète indépendance de caractère; s'il est permis de suspecter ses intentions, et de lui supposer un autre but que la recherche de la vérité. Le lecteur pourra bien regretter que ce médecin ait mis un temps si considérable à produire si peu, mais assurément il ne soupçonnera pas sa probité, il n'imaginera pas qu'il ait pu recevoir une autre impulsion que celle de sa conscience.

Que le lecteur sache encore, car il faut qu'il le sache, que je n'ai vu que deux fos l'illustre

Laënnec, pour quelques minutes chaque fois;
que je n'ai jamais assisté à ses leçons; que le
seul médecin que j'aie entendu professer la
pathologie interne est M. Broussais; et qu'il s'explique pourquoi M. Broussais répète en vingt
endroits, ou donne à entendre, que je suis l'é-
lève et l'élève obséquieux de Laënnec, si ce
n'est pour m'avilir aux yeux du lecteur et
appuyer une critique dont il n'a pu se dissi-
muler l'impuissance. Comment qualifier une
semblable manœuvre, un procédé si coupable
et si bas? En consacrant à l'observation sept
années de mon existence, dans l'âge de la
force, qui est aussi celui de l'ambition, je n'ai
imité personne; par quelle inconcevable contradiction aurai-je pu, dans mes analyses, cesser
mon rôle d'observateur, et me rapetisser au
point ne de voir dans l'observation qu'un moyen
d'attaquer les opinions de M. Broussais (1)? En vérité j'avais un but un peu plus élevé, M. Broussais
ne m'occupait guère; et je m'inquiétais si peu
des résultats auxquels l'observation me conduirait
un jour, qu'avant la publication de mon premier mémoire, je n'avais pas jeté les yeux sur
les faits que j'avais recueillis; sachant très bien

---

(1) *Voyez* au bas de la page 418 du quatrième volume
de M. Broussais.

que quand je les étudierais méthodiquement, ces faits me conduiraient à des résultats vrais, la seule chose qui pût avoir de l'importance à mes yeux.

M. Broussais a débuté dans sa critique par l'examen de mes Recherches sur la phthisie: c'est aussi par là que je commencerai, en prévenant le lecteur que je ne m'arrêterai pas aux railleries de mauvais goût auxquelles il revient assez souvent, faute de meilleures raisons sans doute.

CHAPITRE PREMIER.

RECHERCHES SUR LA PHTHISIE (1).

PREMIÈRE PARTIE.

ANATOMIE PATHOLOGIQUE.

J'admets avec Laënnec que les tubercules pulmonaires sont la cause et constituent le carac-

(1) Les chiffres sans initiale indiquent la page de l'ouvrage de M. Broussais ; ceux qui sont précédés d'une L renvoient à mes *Recherches*.

tère propre de la phthisie ; je refuse le nom
de phthisie à toute autre affection organique
des poumons : c'est une convention que je suis
parfaitement libre de faire ou de ne pas faire
avec le lecteur ; et c'est une erreur ou un non sens
de dire que cette *loi* est fausse (336). Où en se-
rait-on d'ailleurs s'il fallait donner le nom de
phthisie à toute espèce de dépérissement pro-
gressif ?

M. Broussais me reproche, comme une première contradiction, d'avoir avancé que la matière
grise , tuberculeuse , amassée dans le tissu des
poumons, même à leur partie supérieure , peut
être le produit de l'inflammation chronique (337).
J'ai dit tout le contraire. On lit en effet , page
9 de mes Recherches , ce qui suit. « Toutefois
il est des cas où une partie de la matière grise
du lobe supérieur des poumons paraît être le
produit d'une inflammation chronique : alors ,
il est vrai , on ne lui trouve plus l'aspect grenu
qui forme le caractère anatomique de la pneumonie au deuxième ou au troisième degré; mais elle
a un coup d'œil louche qu'on ne peut attribuer
aux granulations miliaires qui n'existent pas ;
elle est traversée par des cloisons celluleuses
blanches et épaisses , aussi distinctes que dans
la pneumonie ; elle est plus compacte que
la matière grise ordinaire : et ces caractères,

quand ils sont bien prononcés, nous paraissent suffire pour *distinguer* ces deux espèces de lésions. »

Plus loin , dans le paragraphe suivant ,
M. Broussais croit encore trouver une contradiction au sujet d'une proposition qui prouve
seulement que je ne renie pas les lois les mieux
constatées , ou la science elle-même.

Il s'agit d'une jeune femme qui mourut à
la Charité , et à l'autopsie de laquelle on trouva,
au sommet de l'un des poumons , une excavation contenant une matière purulente semblable à celle qui existe ordinairement chez
les phthisiques , et garnie d'une fausse membrane pareille à celle qu'on trouve autour des
cavernes qui résultent de la fonte des tubercules. Les poumons n'offraient d'ailleurs aucune
trace de ceux-ci. Mais une des glandes cervi-
cales était en partie tuberculeuse , et l'observation a prouvé qu'il n'y a , passé quinze ans, de
tubercules dans un organe, qu'autant qu'on en
trouve dans les poumons, ou au moins une caverne qui a la structure des cavernes tuberculeuses. Je devais donc considérer le sujet dont
il s'agit comme phthisique , sous peine d'être
réellement en contradiction avec moi - même ,
et de méconnaître l'autorité des faits. Et je
rappellerai à cette occasion , d'une manière générale , pour n'y plus revenir , que quand une

loi est bien établie, il faut conclure rigoureusement d'après cette loi, et considérer comme
exactes les conséquences qui en dérivent, quelque inattendues qu'elles soient : car ces conséquences, si elles sont rigoureuses, ne sauraient
être fausses.

M. Broussais me reproche ensuite (338.) d'avoir
dit que les tubercules sont à peu près sans influence sur le développement de la pneumonie
dans la dernière période de la phthisie. Mais de
quelle autre expression pouvais-je me servir, ayant
rencontré la pneumonie dans la dernière période
de toutes les maladies chroniques, et seulement un
peu plus fréquemment chez les phthisiques, que
chez ceux qui succombent à d'autres affections
également lentes dans leur marche ? D'ailleurs j'ai
compté, et si l'expression que j'ai employée n'est
pas exacte, on peut aisément la rectifier. (L. 37,39.)

Une des lois les plus remarquables auxquelles
l'observation m'a conduit, est relative aux ulcérations de l'épiglotte, du larynx et de la trachée-
artère, que je n'ai rencontrées, dans le cours des
affections *chroniques*, que chez les phthisiques.
J'ai dû les considérer, par cette raison, comme
propres, dans les maladies chroniques, à la phthisie. Car, si de loin en loin on rencontre de petites
ulcérations au larynx chez les pneumoniques ; si
l'on trouve fréquemment l'épiglotte partielle-

ment détruite sur le cadavre de ceux qui ont succombé à l'affection typhoïde ; si même la variole confluente laisse souvent à sa suite des ulcérations superficielles, petites et nombreuses dans la trachée-artère, ces lésions existent alors chez des sujets atteints d'affections aiguës, et ce n'est plus le cas dont il s'agit. Quoi qu'il en soit, M. Broussais trouve ma proposition si extraordinaire, qu'il conseille au lecteur de la lire pour croire qu'elle ait été émise, se bornant d'ailleurs à cette réflexion sans combattre ma proposition par des faits contradictoires (338).

Cette proposition est, à la vérité, dans une complète opposition avec ce que dit Laënnec (t. 1, 267, 2° art.) «Que, bien que les ulcérations de la trachée se rencontrent quelquefois chez les phthisiques, il est plus commun de les voir se développer chez des sujets dont les poumons sont tout-à-fait sains. » Mais ici Laënnec a commis une erreur on ne saurait plus grande, et qu'on s'explique à peine en admettant qu'il aura conclu d'après de simples souvenirs ; et son exemple est une nouvelle preuve de la nécessité de ne jamais énoncer une proposition générale que d'après des faits exacts, *consignés dans des notes, comptés et analysés avec soin.* J'ajouterai que je n'ai pas trouvé, depuis plus de huit années, une exception à la loi établie dans mes recherches sur la phthisie, que je n'ai pas ob-

servé un seul cas d'ulcération du larynx , de l'épiglotte et de la trachée-artère , dans le cours des
maladies chroniques, si ce n'est chez les tuberculeux ; que je ne connais aucun médecin exact qui,
dans le même espace de temps , ait observé le contraire : de manière que la vérité de la loi en question ne saurait souffrir le moindre doute, et que si
l'on venait un jour à observer dans le cours d'une
maladie chronique non tuberculeuse, une ulcération dans le trajet du conduit aérien , ce ne
serait que comme une rare exception à une loi
extrêmement générale ; loi dont ne pouvaient se
douter ceux qui n'ont pas pour règle , dans leurs
autopsies, d'examiner tous les organes, quels que
soient d'ailleurs les symptômes observés pendant
la vie.

Il est encore vrai de dire que la thèse de
M. Cayol sur la phthisie trachéale semble venir à
l'appui de la proposition de Laënnec, à laquelle elle
a peut-être donné lieu. On trouve, en effet, dans
cette dissertation, six cas d'ulcération ou de perforation de la trachée-artère, sans tubercules dans les
poumons. Mais trois de ces cas sont relatifs à des
individus chez lesquels la perforation eut lieu
de dehors en dedans, par l'effet d'une tumeur: ce
n'est pas le fait dont il s'agit, et ces cas doivent
être écartés de la discussion. Chez les trois autres
individus, l'ulcération marcha de dedans en de-

hors ; mais pour l'un d'eux seulement, il a été dit qu'aucune maladie vénérienne n'avait existé anté-cédemment, de manière que ce sujet est le seul qui puisse être considéré comme une exception à la loi que j'ai établie. Quant aux deux autres, leur affection pouvant être la suite de l'infection véné-rienne, cause spéciale d'ulcération, on ne saurait les admettre commeél éments de la discussion qui nous occupe.

Ce qui choque M. Broussais dans la loi que j'ai établie, c'est sans doute la difficulté de l'expli-quer. Mais explique-t-on les lois de notre écono-mie, et n'a-t-on pas beaucoup fait et presque tout ce qu'on peut faire en pathologie, quand on les a constatées?

Mettant toujours son imagination à la place des faits, M. Broussais avance que l'hypertrophie du cœur peut être une cause de tubercules, et que ce viscère hypertrophié peut s'amoindrir ensuite avec les autres organes. M. Broussais dit l'avoir observé : ce qui suppose qu'il a des moyens très rigoureux, très précis, d'estimer les divers de-grés d'hypertrophie du cœur, moyens qu'il de-vrait bien nous faire connaître ; et aussi qu'il a vu ce que bien peu de médecins ont observé ; car combien peuvent dire avoir vu l'hypertrophie du cœur disparaître? Mais les faits que j'ai constatés ne laissent aucun doute sur l'erreur de M. Broussais ; je veux parler de 44 cas de maladies du cœur que j'ai recueillis , et qui étaient autant d'exemples d'hypertrophie de cet organe , avec dilatation d'une ou de plusieurs de ses cavités, ordinairement de plusieurs ; et dans 29 d'entre eux des cavités droites. Eh bien ! parmi les 44 sujets en question, 3 seulement avaient des tubercules dans les poumons ; proportion très minime, et inférieure à celle qu'on observe chez des individus du même âge , et qui ont succombé à une maladie quelconque. De plus , sur six des sujets dont il s'agit, et qui étaient des exemples de dilatation avec hypertrophie du ventricule droit, l'artère pulmonaire et toutes ses divisions étaient hypertrophiées et dilatées dans toute leur étendue, et il n'y avait de tubercules chez aucun d'eux. Évidemment, l'hypertrophie des cavités droites ne saurait être considérée comme une cause de tubercules.

Relativement à la rougeur de l'aorte, M. Broussais dit que je n'ose avancer qu'elle soit inflammatoire. Le langage de M. Broussais sent toujours la passion. Il ne conçoit pas qu'un homme qui cherche réellement la vérité n'affirme que ce qui lui paraît évident, qu'il en appelle au temps et à l'expérience pour tout ce qui ne porte pas ce caractère. Je n'affirmais rien en 1825 au sujet de la rougeur de l'aorte, parce que les faits ne me parais-

saient pas susceptibles d'une interprétation rigoureuse. J'ai été un peu plus positif depuis, et j'ai
conclu de l'analyse d'un grand nombre d'observations relatives à des sujets emportés par des maladies aiguës de toute espèce, que la couleur rouge
de l'aorte dont il s'agit, est un phénomène d'imbibition tout spécial, qui suppose une altération
plus ou moins profonde du sang ou du tissu de
l'artère, ou même de l'un et de l'autre dans un
certain nombre de cas (1). Mais je doute que ce
langage contente davantage M. Broussais que le
premier.

Relativement aux ulcérations, aux pertes de
substance, ramollissements, couennes légères
de la muqueuse du pharynx et de la trachée,
M. Broussais me fait dire que tout cela n'a rien
de commun avec l'inflammation (339); et je me
suis exprimé, relativement à la cause des ulcérations de la trachée-artère et de l'épiglotte, de
la manière suivante : « La préférence que les
grandes ulcérations affectent presque constamment pour la partie postérieure de la trachée-
artère, semble pouvoir s'expliquer par le passage habituel et le séjour plus ou moins prolongé des crachats sur cette partie. Car, si des

____

(1) *Recherches sur l'affection typhoïde*, 1er vol.,
p. 343.

boissons trop excitantes causent l'inflammation ,
puis l'ulcération de la membrane muqueuse de
l'estomac , il doit en être de même pour celle
de la trachée-artère , par suite de l'action d'un
liquide excrémentitiel , sans doute très irritant.
Ajoutons qu'il serait difficile d'expliquer d'une
autre manière , comment les ulcérations de l'é-
piglotte ont presque uniquement lieu à sa face
inférieure , celle qui est touchée plus ou moins
fréquemment par les crachats, etc. (L. 46, 47). »
M. Broussais, comme on voit, ne se pique d'exactitude ni dans ses assertions, ni dans ses citations. Malheureusement nous ne sommes pas au
bout.

Je ne saurais accepter les félicitations qu'il m'a-
dresse au sujet du ramollissement avec amincisse-
ment de la membrane muqueuse de l'estomac, que
je n'hésite pas , dit-il , à expliquer par l'inflammation : car j'ai dit seulement que cette explication me paraissait fort admissible , sans la considérer comme étant rigoureusement démontrée (L. 65). Plus tard , j'ai cru devoir élever
des doutes nouveaux relativement à la justesse
de cette interprétation. J'ai dit, en effet, dans
mes *Recherches sur l'affection typhoïde* (t. 1, p.
183), qu'il me paraissait extrêmement vraisem-
blable, que chez un certain nombre de sujets, la
lésion dont il s'agit n'était pas inflammatoire; soit

parce qu'on ne trouve pas alors de traces évi-
dentes d'inflammation autour de la partie ra-
molie, amincie et pâle ; soit parce que dans ces
cas le tissu cellulaire sous - muqueux participe à
l'altération de la membrane muqueuse, est ramolli et aminci comme elle, n'est enflammé
dans aucun point ; ce qui est tout le contraire
de ce qui arrive dans l'inflammation violente de
la muqueuse du colon, par exemple ; ce qu'on ne
saurait concevoir dans l'hypothèse où la lésion
serait inflammatoire. J'ajouterai que le mémoire
de M. Carswell (1) est loin de m'avoir affermi dans
la pensée que le ramollissement qui nous occupe
est le produit de l'inflammation ; que je me
demande au contraire, sans pouvoir encore résoudre le problème rigoureusement , si le ramollissement de l'estomac et la perforation qui
en est quelquefois la suite, ne seraient pas en
effet, comme le dit cet honorable et habile médecin, le produit d'une action chimique, dans la
grande majorité des cas.

Je passe sous silence ce que dit M. Broussais
des plaques elliptiques de Peyer , ces plaques devant m'occuper plus tard, quand il sera question

---

(1) *Recherches sur la dissolution chimique des parois
de l'estomac.* (Journal hebdomadaire de Médecine, 1830 ,
t. 7 , pag. 381 et 505.)

de mes Recherches sur l'affection typhoïde : et j'arrive à ce qu'il avance au sujet des ulcérations de l'intestin grêle. « M. Louis veut aussi, dit M. Broussais, qu'il y ait deux espèces d'ulcérations : celle qui se forme, comme à l'ordinaire, par la fonte de la membrane ou des follicules, et celle *inventée* par Laënnec, qui provient de la fonte des tubercules développés sous la muqueuse (542) ». — Il faut ouvrir les cadavres avec bien peu de soin, on en conviendra, pour n'avoir pas vu, maintes fois, cette prétendue invention de Laënnec. Mais à cela ne se borne pas M. Broussais ; quelques lignes plus bas il ajoute : « Cependant, affirmer que les ulcérations des intestins grêles n'appartiennent qu'à la phthisie tuberculeuse ou aux fièvres graves, et les soustraire aux entérites chroniques, c'est afficher un degré de soumission que la toute puissance de Laënnec, encore vivant à cette époque, peut seule nous expliquer. » Telle est l'argumentation de M. Broussais. En supprimant de cette tirade ce qu'elle a de vraiment ignoble, elle se réduit à ceci, que ma proposition est fausse et conforme aux opinions de Laënnec.

Or, non-seulement Laënnec n'a pas eu d'opinion sur ce point, que je sache du moins, mais il ne pouvait, ce me semble, en avoir, puisque pour cela il eût fallu non-seulement étudier avec un

grand soin tout le tube digestif, ce que cet illustre médecin ne faisait, il faut le dire, que très
imparfaitement ; mais aussi l'étudier *indistinctement sur tous les sujets*, et analyser tous les cas
dans lesquels cet organe aurait été examiné d'une
manière exacte, ce dont personne, je crois, ne
s'était donné la peine jusqu'ici, dans une longue
série de faits de tout genre. Et relativement à la
proposition en elle-même, quelque inexplicable
qu'elle soit, quelque douleur que puisse en éprouver M. Broussais, elle n'en est pas moins parfaitement exacte. Depuis plus de huit années que mes
Recherches ont paru, je n'ai pas vu un seul sujet
emporté par une maladie chronique et ayant des
ulcérations dans l'intestin grêle, qui n'eût des tubercules dans les poumons ou des granulations
grises demi-transparentes, ce qui est la même
chose.

Au sujet des glandes mésentériques, «M. Louis,
dit M. Broussais, affirme n'avoir jamais rencontré
de tubercules mésentériques que chez les phthisiques. Nous affirmons, nous, que nous en avons
rencontré *souvent* dans les entérites chroniques
indépendantes de toute affection tuberculeuse des
poumons, non-seulement chez les enfants, chose
très commune, mais même chez les adultes. Deux
fois ce cas a été observé au Val-de-Grâce dans le
mois de décembre de l'hiver de 1831 : nous le

fîmes remarquer aux elèves tant internes qu'externes ; et deux de ces derniers furent tellement affligés de voir leur maître pris en défaut, qu'ils ne reparurent plus à notre clinique , etc. » (344).

Voilà ce qu'affirme M. Broussais. Mais voici ce qui a eu lieu. Deux de mes amis , M. A. Bizot et M. Théodore Maunoir de Genève , assistaient , depuis quelque temps , à la visite de M. Broussais , en 1831, quand, vers la fin de l'année , au mois de décembre , ce médecin fit l'ouverture d'un homme emporté par la phthisie. L'autopsie fut commencée par l'abdomen, où l'on trouva effectivement des tubercules dans le mésentère ; et aussitôt M. Broussais de s'écrier : vous voyez bien, Messieurs, qu'il peut y avoir des tubercules dans les glandes mésentériques sans qu'il y en ait dans les poumons. Après quoi M. Broussais sortit, sans avoir examiné ces viscères. Mais Messieurs Bizot et Maunoir ne s'en tinrent pas là : ils prièrent la personne chargée de l'autopsie d'ouvrir les poumons ; et ceux-ci contenaient à la fois des tubercules et des excavations tuberculeuses!

Ce fait est bien grave assurément : non qu'il témoigne de la mauvaise foi de M. Broussais ; car si M. Broussais eût voulu tromper, il n'aurait pas indiqué avec une précision capable de la faire reconnaître, l'époque à laquelle l'autopsie dont il s'agit a été pratiquée ; mais il révèle la puissante préoccupation de ce médecin qui *croit* avoir observé alors qu'il n'a pas même cherché à le faire. Il montre aussi que M. Broussais examine ses malades et leurs cadavres bien superficiellement et sans méthode ; sans quoi il n'aurait pas manqué de reconnaître, pendant la vie du sujet qui nous occupe, qu'il était atteint de phthisie, et, après sa mort, que ses poumons contenaient des tubercules ; car une autopsie faite avec un peu de méthode suppose au moins que tous les organes ont été ouverts. Je doutais autrefois quand M. Broussais affirmait, parce qu'il ne me paraissait pas prouver ses assertions ; je doute encore aujourd'hui par les mêmes raisons , et aussi parce que je sais que sa préoccupation est telle, qu'il croit voir alors même qu'il n'a pas songé à voir ; de manière que maintenant rien, dans ses ouvrages, ne me semble avoir de valeur réelle ou démontrable ; ni les théories, ni les faits particuliers qu'il rapporte, et que je suis, en réalité, beaucoup moins indulgent envers lui qu'il ne l'est envers moi. Çà et là , en effet, il arrive à M. Broussais de trouver de l'intérêt à mes Recherches et d'en recommander la lecture ; en quoi il montre beaucoup d'inconséquence, puisque si , comme il le dit, ma mauvaise foi est évidente quelque part , on doit encore la soupçonner là où on ne saurait la découvrir : et comment lire une seule ligne d'un auteur dont la probité littéraire est suspecte? Je serai plus conséquent ; je n'engagerai personne à lire les ouvrages de M. Broussais, si ce n'est pour prendre chaque jour plus en haine les à-peu-près, et la manie de raisonner sur des faits non constatés ; manie qui transforme une science d'observation qui tend si haut, en un tissu d'hypothèses qui la dégradent.

Mais je reviens à mon sujet, pour remarquer que depuis la publication de mes Recherches je n'ai trouvé, soit à l'hôpital de la Charité, soit à celui de la Pitié, aucune exception à la loi si malheureusement attaquée par M. Broussais ; de telle sorte que quelque grave et quelque longue qu'ait été l'inflammation de la membrane muqueuse d'une partie quelconque du conduit digestif, je n'ai jamais observé, après l'âge de quinze ans, de matière tuberculeuse dans les glandes correspondantes s'il n'y en avait dans les poumons.

A la suite de l'analyse des observations que j'ai recueillies relativement à l'état du foie, je dis, après avoir compté les cas, que ce viscère ne devient gras que chez les phthisiques presque uniquement ; et M. Broussais de s'écrier : qu'est-ce qu'un *presque*, en fait de preuves (345)?—Mais il ne s'agit pas de preuves ; il s'agit tout simplement d'un fait ; et si, dans l'exposition de ce fait, j'eusse retranché le mot *presque*, j'aurais trompé le lecteur. Je conçois que ces expressions paraissent timides, ridicules même à ceux qui substituent incessamment leur imagination aux faits. Mais ceux qui n'ont pas seulement sur les lèvres que la médecine est une science d'observation, ceux qui le sentent réellement, ceux-là savent qu'on ne peut apporter trop d'exactitude dans son étude, et par conséquent aussi dans le langage médical.

Qu'est-ce encore, se demande M. Broussais, toujours au sujet de l'état gras du foie, qu'est-ce qu'une altération propre à la phthisie qu'on n'observe que dans la troisième partie des cas? Mais cette altération serait beaucoup moins fréquente chez les phthisiques, qu'il faudrait bien encore dire qu'elle leur est propre, si on ne l'observait pas dans d'autres maladies.

Vient ensuite la question principale, suivant M. Broussais, celle du rapport de l'état gras du foie avec les gastrites et les entérites ; question qui n'est pas traitée, dit-il, et qui le sera sans doute par les hommes qui connaîtront ces maladies. En attendant, il affirme n'avoir jamais manqué de constater la coïncidence de la gastrite et de l'entérite avec toutes les affections du foie, y compris l'état gras. Mais la proposition de M. Broussais serait vraie, que cela ne prouverait pas que la principale cause de l'état gras du foie, chez les phthisiques, est l'inflammation de la muqueuse

gastro-intestinale ; vu que cette inflammation est
fréquente chez les non tuberculeux, tandis que
la transformation graisseuse du foie y est très
rare. Cela n'expliquerait pas non plus pourquoi
cette transformation est beaucoup plus fréquente
chez la femme que chez l'homme. Évidemment,
si l'on pouvait attribuer à l'inflammation de la
muqueuse gastro-intestinale quelque part dans
l'état gras du foie, cette part serait la moindre, et
la plus grande, de beaucoup, appartiendrait à l'affection tuberculeuse, de quelque manière que
cette influence s'exerce. Mais jusqu'ici cette
dernière est la seule constatée.

N'ayant trouvé de péritonite tuberculeuse ou
granuleuse que chez les phthisiques, et dans aucun cas chez des sujets emportés par d'autres
maladies chroniques, je me contente d'exposer
ce fait, laissant au lecteur le soin d'en tirer la
conclusion. Et M. Broussais, tout en la tirant, de
dire : « insinuer que le mésentère et le péritoine
ne peuvent être tuberculeux que chez les phthisiques, c'est induire en erreur les inexpérimentés
dans l'intérêt d'un système exclusif. » Et moi je
réponds à mon tour, qu'insinuer que le mésentère
et le péritoine sont tuberculeux chez des individus
non phthisiques ayant dépassé quinze ans, c'est se
révolter contre les faits les mieux constatés, et
donner à croire qu'on manque des connaissances

positives les plus simples en pathologie ; car, que répondre à la négation d'un fait bien constaté, sinon par le fait lui-même ? J'ajouterai que, depuis huit années, je n'ai pas trouvé une seule exception à la loi dont il s'agit ; qu'aucun médecin exact, à ma connaissance, n'en a trouvé.

Quant à l'intention que me prête M. Broussais, de chercher à induire en erreur les inexpérimentés, dans l'intérêt d'un système exclusif, si cela est, j'ai fait de la prose sans le savoir et même contre ma volonté ; car je prends bien en pitié ceux qui cherchent dans les faits autre chose que ce qui s'y trouve réellement.

À part les hydatides et les tubercules, j'ai trouvé les mêmes altérations dans l'encéphale et ses annexes, chez les phthisiques et chez ceux qui ont été emportés par d'autres maladies chroniques. Je n'ai pas considéré les hydatides comme une lésion propre à la phthisie ; j'ai dit tout l'opposé, en remarquant que ce caractère appartient aux tubercules (L. 158); et M. Broussais me fait dire que les hydatides sont peut-être de la même nature que les tubercules ; puis il ajoute : « Ainsi, toujours le même *but*, soumettre toute la tuberculosité de l'économie à l'entité phthisie-pulmonaire ; c'est le grand œuvre que prépare notre anatomo-pathologiste. » (349.) — Toujours le même but ! — Oui, assurément ; mais lequel ? La

connaissance de la vérité quelle qu'elle soit ; et
que fallait-il faire pour la trouver ? Ce que j'ai fait,
ce me semble : considérer une série quelconque
d'observations comme les données d'un problème
à résoudre, les étudier, en faire une analyse rigoureuse pour en extraire les faits généraux, comme
en mathématiques on dégage l'inconnue d'une
équation, au moyen d'une suite de transforma-
tions. Aussi dans mes Recherches sur la phthisie,
comme dans celles que j'ai entreprises ensuite,
j'attendais la fin de l'analyse pour connaître la valeur des faits analysés, ainsi qu'en mathématiques
on attend la fin du travail auquel on soumet une
équation pour connaître l'inconnue et en avoir la
valeur. Et quand me formant *à priori* une idée sur
la valeur de certains faits, car on pense bien que
cela m'est arrivé plus d'une fois, j'étudiais ces
faits d'une manière rigoureuse pour savoir à quoi
m'en tenir, ce dont je ne me suis jamais dispensé,
savez-vous, lecteur, ce qui m'arrivait ? de ne jamais
rencontrer juste ; de manière que le résultat de
mes analyses a toujours été ou opposé, ou très
différent de celui que l'analogie m'avait porté à
admettre. Quant à la loi qui veut qu'il n'y ait de
tubercules dans un organe, après quinze ans,
qu'autant qu'il y en a dans les poumons, j'étais
loin de m'en douter avant l'étude des faits que
j'ai recueillis ; et si je l'ai admise, c'est qu'on n'est

pas libre de rejeter un fait quand il est bien constaté. Que le lecteur ne l'oublie pas : toutes les fois
que j'ai cherché *à priori* la valeur ou l'influence
d'un phénomène quelconque dans une maladie,
j'ai rencontré faux; et quelque supériorité que je
puisse reconnaître dans mes confrères, il ne m'est
guère possible de les croire beaucoup plus heureux
dans ce genre. D'où il suit que toutes les fois
qu'une proposition n'est pas l'expression pure et
simple de l'analyse rigoureuse d'un plus ou moins
grand nombre de faits bien observés, on doit la
considérer comme fausse, ou tout au moins
comme douteuse ou non démontrée ; et cela non-
seulement pour tout ce qui concerne la pathologie, mais encore et sur-tout pour tout ce qui est
du domaine de la thérapeutique, dont on n'a
fait jusqu'ici, en quelque sorte, qu'un corollaire
de la pathologie.

Parmi les observations particulières qui se trouvent dans cette première partie de mes Recherches,
M. Broussais choisit la neuvième pour en faire
l'objet de quelques réflexions. Mais ses réflexions,
mêlées d'injures, prouvent bien moins, ses
connaissances positives que son extrême légèreté.

Le fait dont il s'agit est relatif à une jeune fille
qui mourut après dix mois de maladie, et sur le
cadavre de laquelle on trouva une vaste excava-

tion au sommet des poumons, les traces d'une inflammation légère et récente à la face anté-rieure de l'estomac, quelques petites ulcérations dans le duodénum et dans le reste de l'intestin grêle, des tubercules dans le cerveau, aux ais-selles, dans la rate, le mésentère, etc. Cette jeune fille, qui mourut après un séjour de trois mois à l'hôpital, toussait seulement depuis trois semaines quand elle y entra, offrait alors le phénomène de la pectoriloquie imparfaite entre les épaules, et était malade depuis sept mois. Elle avait éprouvé, au début, de la dyspnée, de la soif avec anorexie, des frissons, des douleurs pulsatives à l'épigastre. Ces douleurs avaient continué, les frissons aussi, sans jamais avoir été accompagnés de nausées ou de vomissements, etc., etc. Il n'y eut de diarrhée que dans les deux derniers mois. — Quelques re-marques suivent cette observation, et la dernière est celle-ci : que très probablement il y avait des tubercules au début de la maladie, c'est-à-dire du moment où la dyspnée et la fièvre se manifestè-rent, puisque l'altération des poumons étant la plus grave et la plus ancienne, pouvait seule ex-pliquer les premiers symptômes. Là-dessus, M. Broussais de se livrer à ses emportements or-dinaires, de dire que je tombe dans des erreurs grossières et *calculées*, d'assurer que ce que je dis, aussi bien que ce que je tais, prouve que l'état inflammatoire est ici dans les surfaces muqueuses, etc. Voyons qui s'est trompé de M. Broussais ou de moi.

Il y avait, à l'entrée de la malade à l'hôpital, une pectoriloquie imparfaite entre les épaules, c'est-à-dire une excavation au sommet des poumons; d'où la conclusion nécessaire que les tubercules étaient antérieurs à la toux qui alors remontait à quinze jours seulement; car des tubercules ne se développent pas, ne se ramollissent pas, ne se vident pas en quinze jours. En outre, les cavernes trouvées dans les poumons étaient vastes, anfractueuses et garnies de fausses membranes semi-cartilagineuses; telles enfin qu'on ne les observe ordinairement que chez des individus qui offrent, depuis huit à dix mois, tous les symptômes de la phthisie. En admettant ici l'ancienneté de tubercules, je n'ai donc fait qu'interpréter rigoureusement les faits; et M. Broussais en négligeant, dans ses réflexions, la grandeur, la structure des excavations et la pectoriloquie imparfaite à l'entrée de la malade, M. Broussais montre seulement beaucoup de légèreté. Il en montre encore beaucoup, il émet une assertion sans preuve et démentie par l'expérience, quand, indépendamment de ce qui vient d'être dit, il soutient que les premiers symptômes indiquaient une affection du duodénum, puisque les ulcérations de celui-ci, comme celles du reste de l'intestin, étaient très petites et manifestement récentes. L'inflammation de la membrane muqueuse de l'estomac était dans le même cas; de manière qu'il faut de toute nécessité rapporter les premiers symptômes à l'affection tuberculeuse des poumons, qui remontait, comme nous l'avons vu tout à l'heure, aux premiers jours de la maladie.

La 27ᵉ observation, relative à une femme qui mourut ayant la membrane muqueuse de l'estomac dans un état d'intégrité parfait, le duodénum sain, le reste du canal intestinal fort légèrement altéré, et qui avait éprouvé, pendant deux ans, les symptômes que la malade qui nous occupe avait éprouvés pendant sept mois; cette observation prouve que la neuvième n'est pas un fait extraordinaire, et qu'il faut nécessairement l'interpréter comme je l'ai fait. Et si je ne me suis pas arrêté à ce que dit M. Broussais savoir, que je ne songe pas que les poumons, comme plus sanguins et plus inflammables que le canal digestif, ont besoin d'un temps beaucoup moins long pour arriver à la suppuration quand ils sont entièrement excités, c'est qu'il ne s'agit pas ici d'inflammations, mais de tubercules; et que si M. Broussais a eu en vue les tubercules, son explication *à priori*, et indépendamment des faits, est par trop puérile.

Je prétends, dit-il, que les phlegmasies muqueuses ne sauraient expliquer des tubercules
trouvés dans le cerveau et ses membranes, sans
soupçonner le moins du monde que cet appareil
est toujours vivement irrité dans les phlegmasies
des viscères, sur-tout dans celles du tube digestif,
etc. (35i). Mais comment se fait-il, si l'explication
de M. Broussais a quelque fondement, que ces
inflammations du tube digestif n'agissent sur le
cerveau, pour y produire des tubercules, qu'autant
qn'il en existe dans les poumons? Peut-on même
supposer ici aux viscères digestifs une influence
secondaire quelconque sur les tubercules cérébraux, quand on ne perd pas de vue que ces
lésions étaient récentes et légères, et que dans l'immense majorité des cas où elles sont graves et
anciennes, rien de pareil n'a lieu?

A part la nécessité de l'existence des tubercules
dans les poumons pour qu'il y en ait dans d'autres
organes, M. Broussais veut toujours qu'il y ait
inflammation préexistante des membranes muqueuses, pour que les ganglions lymphatiques qui
leur correspondent deviennent tuberculeux. Ainsi
l'inflammation de la muqueuse trachéale de la
malade qui nous occupe, explique, suivant lui,
les tubercules cervicaux. Malheureusement ceux-
ci étaient déjà anciens à la mort du sujet, et la
vive rougeur de la trachée-artère, sans autre

altération, était évidemment une lésion récente. D'ailleurs, comme je l'ai dit, pour admettre que tous les tubercules secondaires, qui étaient au même degré, fussent l'effet de l'inflammation des membranes muqueuses correspondantes, il faudrait supposer que le début de leur inflammation a été le même, ce qui n'est pas admissible.

Les remarques faites sur le résumé de cette première partie n'étant guère que la reproduction de celles que je viens d'examiner, je passe aux réflexions auxquelles les symptômes ont donné lieu.

DEUXIÈME PARTIE.

DES SYMPTÔMES.

M. Broussais s'occupe d'abord du début de l'affection : il s'indigne que j'aie pu dire que les malades qui attribuaient leur maladie à des alternatives de chaud et de froid, ne le faisaient pas ordinairement d'une manière positive; et il considère cette dernière assertion comme une preuve de mauvaise foi (353).—Véritablement ce soupçon ne fait pas honneur à la sagacité, ou si l'on veut à l'esprit observateur de M. Broussais; car il indique que quand M. Broussais interroge ses malades, il se contente d'une première réponse, sans chercher à s'assurer de son exactitude : autrement il

saurait qu'à une foule de questions les malades
repondent par oui ou par non, sans hésiter, mais
aussi sans trop réfléchir à ce qu'ils disent ; que
quand on les engage à faire attention à leurs ré-
ponses, afin de ne pas induire en erreur celui qui
les observe, il leur arrive très souvent de dire qu'ils
se sont trompés, qu'ils ne sont pas sûrs : il saurait
sur-tout que quand il s'agit de causes, les malades
accusent d'abord celle qui passe vulgairement
pour être la plus commune, sans savoir si réellement cette cause a agi ; de manière qu'après
avoir attribué un rhumatisme, par exemple, à
l'action de l'humidité, on apprend d'eux assez fréquemment, en entrant dans des détails de date, etc.
que cette cause présumée a agi un ou deux mois
avant le début de leur maladie. L'action du froid,
comme cause de la phthisie, n'est pas ordinairement mieux constatée; et les phthisiques n'accusent cette cause, au premier abord, que parce
qu'ils croient être atteints d'un catarrhe pulmonaire négligé, que les refroidissements amè-
nent en effet si fréquemment.

Un peu plus loin, toujours au sujet du début de
la phthisie, M. Broussais me reproche vertement
l'expression *plusieurs* dont je me suis servi. M. Broussais a raison, mille fois raison, il faut le reconnaître;
le mot *plusieurs* est insignifiant; il peut tout aussi
bien indiquer six que dix, trente, cinquante, sur

cent : il aurait fallu compter, et, par hasard, je l'ai omis. Que M. Broussais n'oublie pas son excellente remarque! Il ne l'a peut-être faite, il est vrai, que par distraction; mais qu'importe? Désormais du moins il n'oubliera pas que les expressions *plus, beaucoup, moins, souvent,* ne signifient rien; qu'il faut compter en médecine pour sortir du vague; que c'est un des moyens dont on ne saurait faire abstraction dans la recherche de la vérité.

Après quelques mots sur l'efficacité de la chaleur, que M. Broussais finit par considérer comme capable seulement de prévenir les tubercules et non d'en suspendre la marche, il s'arrête un moment sur la *durée* de la phthisie; puis, arrivant à l'hémoptysie; M. Louis conclut hardiment, dit-il, que l'hémoptysie est l'effet et annonce d'une manière infiniment probable l'existence des tubercules dans les poumons, mais non d'une manière certaine, plusieurs faits bien constatés paraissant faire une exception à cette règle. « Voilà une règle bien singulière, ajoute M. Broussais ; elle repose sur un *infiniment probable,* et pourtant est sujette à *plusieurs exceptions.* Mais qu'est-ce qu'un infiniment probable? (355) » — Que fallait-il donc faire? De quelle expression devais-je me servir pour ne pas encourir la censure de M. Broussais? Sans doute remplacer l'expression d'une manière infiniment probable, par l'expression d'une manière certaine; car alors j'étais hors des faits, je donnais la main à ceux qui ne s'en inquiètent guère, et il n'y avait plus rien à dire.

Mais M. Broussais ne se contente pas de cette critique de mots, il affirme que « le nombre des hémoptysiques qui échappent à la consomption pulmonaire est supérieur au nombre de ceux qui en sont victimes (356). » Pas un médecin observateur, j'en suis sûr, n'adoptera cette proposition de M. Broussais qui affirme encore qu'une *foule* de causes étrangères aux tubercules peuvent amener l'hémoptysie : « Laënnec, ajoute-t-il, avait un peu mieux compris les faits, lorsqu'il faisait de l'apoplexie sanguine pulmonaire la principale cause des hémoptysies un peu copieuses » (357).

- J'en suis bien fâché pour M. Broussais, mais cette assertion de l'illustre auteur de l'Auscultation est une erreur. Maintes fois on rencontre l'apoplexie pulmonaire sur le cadavre d'individus qui n'ont pas eu d'hémoptysies, et l'inverse n'est pas moins fréquent. La coïncidence de l'hémoptysie et de l'apoplexie pulmonaire est rare; et ici encore l'erreur de Laënnec vient sans doute de ce qu'il n'avait pas renoncé à ne conclure que d'après des faits consignés dans des notes. J'ajouterai qu'une des lésions les plus capables, en apparence, de donner lieu à l'hémoptysie, l'hypertrophie avec dilatation du ventricule droit du cœur, paraît être sans influence à cet égard. Au moins ai-je recueilli de 1821 à 1827, vingt-sept exemples de cette disposition, sans qu'aucun des sujets chez lesquels je l'ai observée ait eu d'hémoptysie. Bien plus, six d'entre eux offraient une dilatation remarquable de l'artère pulmonaire et de toutes ses divisions avec hypertrophie, c'est-à-dire la preuve manifeste que le sang avait été poussé dans le parenchyme pulmonaire avec une force bien supérieure à celle qui est naturelle, et ces sujets, comme les autres, avaient été exempts d'hémoptysie. Mais que le lecteur ne s'étonne pas de voir une opposition si grande entre les faits et ce qu'on aurait été tenté de mettre à leur place : combien de faits admis *à priori* ont été vérifiés par l'observation?

Après quelques lignes sans importance sur la dyspnée et les douleurs des phthisiques, M. Broussais en vient à la fièvre que j'ai attribuée, à son début, à l'affection des poumons, au moins dans un grand nombre de cas dont j'ai indiqué la proportion. Mais quelle est cette affection , dit M. Broussais, est-ce une inflammation? (358). — Vraiment non , et je l'ai assez fait voir dans la suite, en étudiant les causes de la phthisie. Quoi ! une fièvre et souvent une fièvre de longue durée, sans inflammation ! Car dans la grande majorité

des cas , les signes de l'inflammation de l'intestin et de l'estomac ne viennent que long-temps
après l'établissement de la fièvre. Comment admettre une semblable assertion ? Mais cette assertion, ou plutôt ce fait, ne peut étonner que
ceux qui n'observent pas, ou qui n'observent que
très incomplétement. Il n'est pas de maladie
aiguë inflammatoire, en effet, qui ne soit pré-
cédée plus ou moins fréquemment, pendant un
espace de temps qui varie de quelques heures
à deux ou trois jours, d'un mouvement fébrile
plus ou moins violent, sans symptômes locaux,
quelque attention qu'on mette à les rechercher :
mouvement fébrile qu'on ne saurait dès lors rapporter à l'inflammation. Et comme ce fait n'est
pas rare , on ne saurait imaginer qu'il y ait eu,
dans tous les cas où on l'a observé, une affection inflammatoire latente ; en sorte qu'il faut
l'admettre comme un des mieux constatés.
J'ai observé ce mouvement fébrile précur-
seur chez les cinq douzièmes des individus
atteints d'érysipèle à la face, chez la moitié de
ceux qui ont eu la rougeole , dans une proportion un peu plus considérable chez les sujets frappés de pneumonie dans un état de
santé parfait , dans la quatrième partie des
cas d'angine tonsillaire , chez tous les adultes
affectés de variole ; et ces sujets dépassent 150 ,

parmi lesquels quatre ont eu quelques nausées
ou vomissements , les deuxième ou. troisième
jour de la maladie : tandis que les autres ,
pendant les trois ou quatre jours qui pré-
cédèrent l'éruption , n'éprouvèrent ni nausées,
ni vomissements , ni douleurs à l'épigastre , ni
coliques , ni diarrhée , ni toux, ni douleurs de
gorge , ni point de côté ; en un mot, aucun
symptôme qui pût révéler une altération quelconque et appréciable des organes qui président à nos différentes fonctions. Sans doute ces
fonctions ayant été altérées, les instruments qui y
président , les organes des sensations, ceux des sé-
crétions; des excrétions, etc., l'étaient aussi, mais
comment l'étaient-ils? On l'ignore. On sait seulement , car on connaît assez bien les symptômes
des diverses phlegmasies pour cela, que cette altération n'était pas une inflammation. Le développement de la fièvre au début des tubercules,
alors qu'aucune autre affection ne se joint à celle-
ci , ce développement n'a donc rien d'extraordinaire , rien qui fasse exception à la loi ordinaire qui veut qu'un mouvement fébrile ait assez
fréquemment lieu, sans lésion locale *appréciable* ,
sans inflammation. Rappelons, d'ailleurs, un fait
non moins remarquable , assez analogue à celui-
ci , et dont il facilite jusqu'à un certain point
l'intelligence : je veux parler du mouvement fé-

brile qui accompagne les maladies inflammatoires,
qui ne leur est pas toujours proportionné , à
beaucoup près, dans leur cours, et jamais, il faut
le dire , à leur début , comparé du moins à ce
qu'il sera dans, la suite..... Et en effet, au début
d'un érysipèle de la face , par exemple, quand
la peau n'est enflammée que dans la largeur d'un
pouce ou même moins , le mouvement fébrile est
tout aussi considérable que quand la surface enflammée est de dix à vingt pouces. Il en est de
même de la pneumonie et de toutes les inflammations , presque toujours très limitées à leur début,
quoique accompagnées alors d'un mouvement fébrile aussi considérable que quand elles ont pris
beaucoup plus d'étendue.

M. Broussais attribue, dans le même article, la
fièvre des tuberculeux qui précède les inflammations du tube intestinal, à l'inflammation des bronches. Mais M. Broussais affirme sans s'inquiéter
des preuves ; et on peut lui demander comment ,
dans cette hypothèse , il conçoit la toux sèche qui
a lieu au début des tubercules , et ordinairement
très long-temps ; phénomène bien difficile à interpréter , on en conviendra , dans la supposition
d'une inflammation des bronches. Il dira peut-
être qu'à l'ouverture du cadavre de ceux qui ont
succombé à la phthisie , on trouve les bronches du-
res, rouges, épaissies, manifestement enflammées.

Oui, mais quelles bronches ? Celles-là seulement qui communiquent avec les excavations tuberculeuses : de manière que toutes les autres, celles qui avoisinent les tubercules crus, sont saines, sans épaississement ni rougeur ; indice manifeste que l'inflammation des premières tient au passage des matières sécrétées dans l'excavation le long de leur trajet ; que les tubercules eux - mêmes sont indépendants de l'inflammation des bronches, aussi bien que la fièvre qui nous occupe.

Toutefois, l'inflammation des bronches n'ayant pas toujours lieu alors, la fièvre reconnaîtrait pour cause, dans certains cas, suivant M. Broussais, l'irritation du cœur et des vaisseaux (358). En quoi consiste cette irritation ? comment M. Broussais en établit-il la réalité ? C'est ce qu'il ne dit pas ; et comme cette assertion reviendra ailleurs je ne m'y arrêterai pas ici plus long-temps.

A l'occasion de la sueur, M. Broussais dit que je me plais dans la dissociation (359). Evidemment il a voulu dire autre chose ; car toute sa critique roule sur des lois que j'ai constatées et qui ne sont autre chose qu'un rapprochement de faits, mais un rapprochement rigoureux. M. Broussais serait de beaucoup moins mauvaise humeur, j'en suis certain, si j'eusse exposé des faits sans les rapprocher.

Passant à la diarrhée, il me fait dire tout

à la fois qu'elle n'est qu'un vice de *sécrétion*, et que néanmoins elle est toujours due à des ulcérations du colon (360), etc. Du reste, pas la moindre flexion sur cette contradiction qui ne paraît pas l'avoir frappé. Le lecteur n'imagine probablement pas que j'aie dit ce que M. Broussais me prête; et, en effet, en parlant de la diarrhée des derniers jours des phthisiques, j'ai dit (L. 216, 217) qu'elle dépendait à la fois des petites uclérations intestinales qui avaient lieu alors, et du ramollissement ordinairement *inflammatoire* de la membrane muqueuse du colon. J'ai même ajouté que la diarrhée était moins considérable dans les cas où il y avait des ulcérations sans ramollissement de la membrane muqueuse, que dans les cas contraires. Et relativement à la diarrhée de long cours, à forme rémittente, j'ai dit que les lésions de l'intestin étant semblables et presque toujours au même degré chez ceux qui en sont atteints, que chez les individus dont la diarrhée n'avait débuté que dans les derniers temps, il fallait bien croire qu'avant cette époque la diarrhée était le résultat d'une simple altération de sécrétion, altération dont la cause n'est pas une inflammation. Il serait difficile, ce me semble, de conclure plus rigoureusement, et, de la part de M. Broussais, de citer d'une manière plus inexacte.

M. Broussais assure que tous les symptômes de

la phthisie peuvent se présenter chez des individus qui n'ont qu'une excavation inflammatoire
entourée d'une induration rouge ; et il dit l'avoir
observé (361). M. Broussais est de bonne foi ici
comme ailleurs, nul doute; mais le lecteur n'a
pas oublié la puissance de ses préoccupations; il sait
que M. Broussais croit encore voir alors même
qu'il n'a pas pensé à voir, et c'est sans doute
ce qui lui est arrivé ici; car aucun observateur,
que je sache, n'a vu ce que M. Broussais croit
avoir vu.

Si je n'ai pas apporté de faits particuliers
en preuve de ce que j'ai dit au sujet de l'issue
presque toujours heureuse de la pneumonie, quand
elle a lieu chez des phthisiques qui conservent
encore de la force et de l'embonpoint, c'est que
ces faits sont si communs que je les croyais con-
nus de presque tous les praticiens, et de M. Broussais en particulier.

« Dans les principes de la secte, dit-il, on doit
parler de la bronchite et de la pneumonie comme
de maladies qui peuvent avoir une marche indépendante. Quant aux preuves, on ne s'en inquiète
pas (362). »—Je viens de dire comment je n'avais
pas cru nécessaire d'exposer des cas de pneumonies survenues et guéries dans le cours d'une
phthisie encore peu avancée ; j'ajoute que ces
pneumonies une fois résolues l'affection tubercu-

leuse ne paraît pas marcher plus vite qu'aupara-
vant; qu'il en est de même après la pleurésie
simple ou double, développée dans le cours d'une
phthisie, quand elle guérit, ce qui n'est pas rare.
Et je craindrais d'abuser de la patience du lecteur,
si je venais à lui donner ici des exemples de ce
dernier fait, qui ne pourrait avoir quelque chose
d'extraordinaire que pour ceux qui ne voient pas
de malades.

J'ai cherché vainement dans mes Recherches ce
que M. Broussais me fait dire au bas de la page
363 ; je n'ai donc pas à y répondre ; et je passe à
la page suivante, dans laquelle il me reproche de
considérer l'opium comme un calmant et de ne
pas en craindre l'emploi dans les inflammations
des voies digestives. Je plains M. Broussais de me
faire un pareil reproche, et cette fois, je suis
heureux de pouvoir lui citer pour le convaincre,
s'il veut l'être, non des faits qui me sont propres,
mais des faits dont il a été témoin et qu'il doit se
rappeler. Le premier est relatif à une dame à
laquelle il donnait des soins, il y a deux ou
trois ans, pour une dysenterie tellement dou-
loureuse qu'il la croyait sans ressource. Inutile de
dire qu'il n'avait pas cherché à calmer la douleur
avec l'opium, et que les sangsues faisaient le fond
de sa thérapeutique. Cependant un de ses amis
l'engage, le cas lui paraissant désespéré, à es-

sayer un peu d'opium : et presque aussitôt la douleur de cesser, la malade de passer de la mort à
la vie, pour ainsi dire, et, après quelques jours,
d'être rendue à la santé. — A peu près à la même
époque, une dame de soixante ans environ, ha-
bitant la Chaussée-d'Antin, fut prise d'une gastrite
intense accompagnée de vomissements. Ceux-ci
étaient devenus rapidement très nombreux, et
l'estomac si susceptible, qu'après douze jours de
souffrance, la malade, qui recevait les conseils de
M. Broussais, ne prenait plus, en 24 heures, que
quatre petites cuillerées d'eau fraîche qu'elle
vomissait. D'ailleurs les sangsues n'avaient
pas été négligées. Alors quelqu'un demande à
M. Broussais s'il ne trouverait pas à propos d'or-
donner quelques calmants, et M. Broussais or-
donne deux grains de thridace en lavement, dont
l'effet, comme on le pense bien, fut nul. Et la malade paraissant menacée d'une mort prochaine,
on propose une consultation. Des lavements
opiacés (un grain d'extrait gommeux d'opium
par quart de lavement) sont donnés ; après trois
jours, les vomissements avaient complétement
cessé ; et après trois semaines, la malade, réduite
au marasme avant l'administration de l'opium,
avait recouvré la plus grande partie de son embonpoint.

Ces faits sont assez clairs, ce me semble,

ils répondent assez nettement au reproche de M. Broussais, pour que je sois dispensé de toute réflexion à leur égard : et si je n'en cite pas d'autres, c'est que ceux-là sont les seuls de la pratique de M. Broussais que je connaisse.

Après avoir avancé, au bas du premier alinéa consacré à la langue, que *je dissimulais*, que *je dénaturais* les faits (365), M. Broussais dit, à la page suivante et en note, que *je suis de bonne foi* quand je nie l'insignifiance de la langue; qu'il a sous les yeux une gastro-entérite que j'ai méconnue, malgré la rougeur extrême de cet organe, assurant qu'il n'y avait qu'une maladie générale. — M. Broussais ne se refuse rien, les contradictions ne lui coûtent pas; je suis, à deux lignes de distance et pour le même objet, de bonne et de mauvaise foi : on peut choisir. Mais relativement au fait qu'il cite, et qui est peut-être relatif à un jeune médecin atteint d'affection typhoïde, je remarquerai qu'en admettant que je me sois trompé, que j'aie commis une erreur de diagnostic et avancé qu'il n'y eût pas de gastrite dans un cas où il y en avait une (supposition probablement très gratuite), cela ne prouverait absolument rien contre ce que j'ai dit *en général* au sujet de la langue; puisque je n'ai pas avancé qu'elle ne fût jamais rouge quand la membrane muqueuse de l'estomac était enflammée; j'ai dit au contraire que cette rougeur avait lieu quelquefois, comme dans toute autre inflammation ; et j'ai seulement conclu des faits, qu'il n'y avait pas de relation nécessaire entre l'état de l'estomac et celui de la langue. M. Broussais lui-même a rapporté ce passage.

A l'occasion de l'état des fonctions des organes génitaux : pauvreté, dit M. Broussais, c'est tout ce qu'on peut y trouver (366).—Les faits que j'ai recueillis à ce sujet contenant peu de détails, je ne pouvais pas en parler longuement, à moins de faire de ces châteaux de carte que M. Broussais construit si habilement. Toutefois je ne laisserai pas ignorer au lecteur que le peu que j'ai dit des fonctions génitales de l'homme, dans le cours de la phthisie, a été confirmé par une nouvelle expérience de huit années; qu'ayant interrogé, depuis lors, presque tous les phthisiques sur l'exercice de leurs fonctions génitales depuis le début de leur maladie, je n'ai appris d'aucun d'eux que ces fonctions eussent redoublé d'énergie pendant la première période de la phthisie.

J'ai remarqué, au sujet des fonctions de l'utérus qu'elles ont été suspendues sans que néanmoins cet organe fût le siége de lésions appréciables; et M. Broussais de s'écrier : Est-ce qu'il ne suffit pas d'une irritation développée dans un grand viscère pour suspendre le flux menstruel (367)? Assurément oui, aussi n'ai-je pas dit le contraire, et j'ai seulement tiré de ce fait cette conséquence générale, que les fonctions d'un organe peuvent être altérées ou suspendues, sans lésions appréciables ; de manière qu'on ne saurait conclure de l'anorexie et de la soif, par exemple, une altération *appréciable* de la membrane muqueuse de l'estomac.

Les phthisies *latentes* occupent assez longuement M. Broussais. Sans contester que les tubercules pulmonaires puissent exister sans toux pendant quelque temps, il blâme l'expression latente, parce qu'on aurait pu reconnaître ces phthisies avant la toux, à l'aide de l'auscultation, si celle-ci eût été pratiquée. Mais la phthisie, reconnue de cette manière, n'en eût pas moins été latente avant la toux et l'expectoration, puisqu'on est convenu de donner le nom de latentes aux maladies dont les symptômes obscurs peuvent facilement échapper à l'attention du médecin. Les fièvres larvées cessent-elles d'être larvées parce qu'elles ne sont pas indiagnosticables ? C'est donc une mauvaise chicane de la part de M. Broussais de venir contester la justesse de l'expression employée.

Une première observation de phthisie latente attire son attention ; c'est la 27e de mes Recherches. Une femme qui eut de la fièvre et de l'anorexie pendant un an, sans éprouver de symptômes pectoraux, succomba ensuite avec les symptômes de la phthisie. « De l'état sain de l'estomac, prouvé par l'autopsie, l'auteur conclut, dit M. Broussais, que ce viscère ne fut point malade au début; comme si le principal point d'irritation n'avait pu changer de place; comme si une année de souffrance de l'estomac avait dû nécessairement entraîner l'altération de la muqueuse; comme si, par conséquent, on devait désespérer de toutes les personnes qui ont souffert, pendant ce temps, une altération des fonctions de l'estomac (367)».— Rien, comme on voit, ne peut arrêter M. Broussais: l'estomac est parfaitement sain à l'ouverture du corps: peu lui importe, il a été malade, et il l'a été pendant un an, encore que les symptômes, à part la toux et un peu de diarrhée dans les premiers temps, n'aient pas varié. Mais quelle a été cette maladie? une gastrite sans aucun doute et une gastrite grave, puisqu'elle a excité un mouvement fébrile considérable, sans toutefois être accompagnée de douleurs à l'épigastre, de nausées et de vomissements; car pendant une année l'anorexie et la fièvre furent les seuls symptômes éprouvés par la malade. Et malgré sa gravité et sa longueur, cette gastrite n'aura pas amené la moindre altération de la membrane muqueuse de l'estomac! il n'y en avait pas trace à l'ouverture du corps: elle n'aura pas été accompagnée de l'aspect mammelonné si ordinaire alors, dont il n'y avait pas vestige ; et cependant l'expérience indique que cet aspect et l'altération de couleur qui l'accompagne ne disparaissent pas plus rapidement que l'état analogue de la peau, après l'application d'un vésicatoire long-temps entretenu. En outre, et encore par extraordinaire, cette gastrite aura été accompagnée d'un mouvement fébrile dont la forme est précisément celle qui a lieu dans la phthisie ! En sorte qu'elle n'a pas changé depuis le début de la toux. C'est-à-dire que pour admettre l'explication du mouvement fébrile donnée par M. Broussais, il faut supposer invraisemblance sur invraisemblance ; tandis qu'en admettant que la phthisie a été latente pendant une année, la forme et la continuité de la fièvre pendant toute la maladie, l'absence des nausées, des vomissements, des douleurs à l'épigastre, puis l'intégrité de la membrane muqueuse de l'estomac, s'expliquent comme d'eux-mêmes. C'est donc cette explication qui est la vraie, celle qu'il faut admettre.

La trentième observation, la plus importante peut-être de tout l'ouvrage, suivant M. Broussais, l'occupe ensuite. Il fait à son sujet un fort long commentaire qu'il regarde comme un modèle du genre de discussion qu'il voudrait voir s'établir dans l'école de médecine de Paris : c'est une nouvelle raison de l'examiner avec soin.

L'observation dont il s'agit est relative à une femme de 31 ans, d'une constitution délicate, ayant l'haleine courte depuis l'enfance. Elle avait eu, sept années avant son admission à l'hôpital, pendant dix-huit mois, une toux non interrompue, peu incommode, qui ne l'avait pas forcée d'interrompre ses occupations; depuis lors pas de rhume; mais les brouillards et les odeurs fortes rappelaient momentanément la toux. Dans les trois dernières années, les digestions avaient été plus ou moins lentes, quelques symptômes avaient fait croire à une affection du foie; et avant cette époque la malade avait été sujette aux maux de gorge, aux palpitations et à une soif parfois considérable. A son entrée à l'hôpital, teinte jaunâtre universelle, les conjonctives exceptées; faiblesse considérable, essoufflement au moindre exercice; ni toux, ni crachats; poitrine sonore, respiration forte sous l'omoplate droite; pouls un peu accéléré, déprimé; digestion des matières animales facile, tumeur à l'épigastre, hypocondres souples, selles rares; quelques douleurs à la nuque; le reste comme dans l'état naturel. La malade mourut neuf mois après son entrée à l'hôpital, n'ayant eu de toux que dans les derniers quinze jours de son existence. Le pouls, peu accéléré dans les premiers six mois, fut toujours petit et faible, la chaleur un peu élevée le soir, et il y eut

des sueurs nocturnes dans le dernier mois; l'appétit fut variable, la digestion moins pénible aux
quatrième et cinquième mois, quand la malade
prenait des pilules de fiel de bœuf, qu'aupara-
vant; la soif toujours vive dans la soirée. Des nausées et une dysphagie, variable quant au degré,
eurent lieu dans les quarante derniers jours; et
peu après le commencement de cette dernière
époque, la langue, qui avait toujours été le siége
de picottements incommodes, se recouvrit de petites plaques pultacées. Il y eut un peu de diarrhée, par intervalles, dans les derniers six mois, et
la faiblesse fit des progrès assez lents pour que la
malade ne fût obligée de garder complétement
le lit que dans les quinze derniers jours. A l'autopsie, dernier degré de marasme, langue couverte d'un enduit pultacé; muqueuse œsopha-
gienne pâle, couverte d'une exsudation pareille; muqueuse colite grisâtre et molle dans
les deux derniers tiers; caverne considérable
au sommet du poumon droit et tapissée par
une fausse membrane mince, communiquant
avec plusieurs petites excavations, entourées
d'un tissu plus ou moins endurci ou infiltré;
quelques excavations semblables à gauche et
toujours au sommet, tapissées par un détritus tuberculeux : cœur d'un médiocre volume; sa membrane interne d'un rouge vif, couleur qui péné-

trait assez profondément dans la tunique muqueuse de l'artère, sans autre changement.

Une première remarque à faire relativement au commentaire de M. Broussais, c'est qu'il n'est pas un modèle d'ordre. Au lieu d'exposer le fait d'une manière simple et rapide pour que le lecteur puisse y recourir sans peine quand il le voudra, M. Broussais entremêle son récit d'une multitude de petites réflexions, malheureusement encore peu justes; et au lieu de rechercher d'abord si l'observation est bien placée parmi les phthisies latentes, ou même si ce cas est réellement un exemple de tubercules, car M. Broussais ne le pense pas, il s'occupe en premier lieu des phéno mènes et des organes digestifs, etc., etc. Je rétablirai l'ordre naturel, en commençant par ce qui est relatif aux poumons.

« C'est hypothétiquement et sur la simple autorité de Laënnec, dit M. Broussais, que notre auteur attribue les cavernes à des tubercules fondus... ces cavernes pouvaient être le résultat d'abcès purement inflammatoires, et la phthisie latente n'est ici qu'une véritable chimère » (376). C'est-à-dire, et pour abréger, à part l'injure, que les cavernes décrites ont pu avoir une origine différente de celle que je leur attribue; qu'ainsi cette origine est erronée.

Voilà une logique bien peu sévère, il faut en

convenir, et d'autant plus singulière qu'il faudrait, ce me semble, quand on critique à la manière de M. Broussais, avoir mille fois raison pour la forme et pour le fond, sur-tout quand la critique est offerte comme un modèle. Mais l'assertion de M. Broussais n'est pas seulement sans preuves, elle est complétement erronée.

En effet; 1.° les cavernes, grandes et petites, avaient toutes leur siége au sommet des poumons, et la pneumonie a ordinairement lieu dans les lobes inférieurs, chez les jeunes sujets; premier fait qui doit porter à croire que les excavations qui nous occupent n'avaient pas pour origine une inflammation du parenchyme pulmonaire; 2° la pneunomie n'occupe presque jamais, à part les derniers jours de l'existence, qu'un des poumons, et il y avait ici des cavernes des deux côtes; 3° quand on rencontre un abcès dans les poumons, à la suite d'une pneumonie, ils sont rares, et ils étaient nombreux ici; 4° plusieurs cavernes étaient garnies d'un détritus tubercul ux et entourées d'un tissu légèrement infiltré ou induré, comme le sont les cavernes tuberculeuses dont l'origine ne saurait être douteuse; 5° enfin, le foie était gras, lésion observée presque uniquement chez les phthisiques. De manière, comme je le faisais remarquer au sujet de la précédente observation, qu'en admettant que la jeune femme dont il s'agit a été atteinte de phthisie latente, l'état des poumons s'explique de lui-même, tandis qu'il est tout-à-fait inexplicable dans la supposition contraire. C'est donc la première supposition qu'il faut admettre.

Quant au début de l'affection, si je l'ai fait remonter à sept années, à l'époque où la malade fut prise de cette toux qui dura dix - huit mois sans interruption, c'est qu'il y avait nécessité de le faire , puisque l'extrême bénignité des symptômes thoraciques ne pouvait laisser de doute sur la marche extrêmement chronique de la maladie.

La dénomination de phthisie latente est justifiée de reste par ce qui a été dit plus haut : je n'y reviendrai donc pas.

La membrane interne du ventricule gauche et de l'aorte était d'un rouge vif, et cette couleur pénétrait la tunique moyenne de l'aorte, qui d'ailleurs n'offrait aucun changement d'épaisseur et de densité. M. Broussais voit dans cette coloration les traces d'une inflammation qu'il paraît faire remonter à la première enfance, puisque, suivant lui, elle explique comment la malade a été étouffée et palpitante toute sa vie (375). — Que d'erreurs ! D'abord il n'a pas été dit que la malade eût été palpitante toute sa vie, mais seulement qu'elle avait été sujette aux palpitations *avant* les trois dernières années. Puis, la rougeur de l'aorte, telle qu'elle existait ici, est, comme on l'a vu plus haut, le résultat, non d'une inflammation, mais d'une imbibition; et à supposer le contraire, encore au-rait-il fallu démontrer que cette rougeur, si com-mune chez les sujets emportés par une maladie aiguë, peut être le résultat d'une inflammation ou d'une irritation *chronique*; à moins qu'il ne s'agisse ici de ces irritations sans hypérémie, bornées aux tissus lymphatiques; c'est-à-dire de ces irritations qu'il est beaucoup plus facile d'ima-giner que de démontrer. Mais cette nouvelle sup-position admise, comment expliquer, dans le sys-tême de M. Broussais, l'absence de toute lésion organique de l'aorte?

Je suis, comme on voit, très accommodant; j'accepte toutes les suppositions de M. Broussais; et néanmoins, en définitive, je ne puis l'accorder avec lui-même, et je doute fort, malgré toutes les ressources de son imagination, qu'il soit en ce moment plus heureux que moi. Cependant, il faut en convenir, les ressources de M. Broussais sont grandes; car s'il explique la dyspnée et les palpi-tations de la malade qui nous occupe par une irritation ou une inflammation chronique des ar-tères, il expliquait, il n'y a qu'un instant, les mêmes phénomènes chez un autre sujet, par un anévrysme du cœur qui *aurait disparu*, puisqu'il n'y en avait plus de traces à l'ouverture du corps. On sera

peut-être tenté de croire qu'en attribuant ici l'étouf-
fement et les palpitations à une affection chronique
de l'aorte, M. Broussais avait oublié sa première
explication ; mais cela est pour le moins douteux,
vu que dans le commentaire qui nous occupe, l'a-
némie lui paraît également bien expliquer la pâleur
de la membrane muqueuse de l'œsophage enflammé, et la rougeur de l'aorte (373, 374).

C'est à la manie de tout expliquer et à la négli-
gence apportée dans l'étude des faits, qu'il faut
rapporter les erreurs dont fourmille la critique de
M. Broussais. Sans cette manie, en effet, il se serait
rappelé qu'il existe des cas de dyspnée qu'on ne
saurait expliquer par une lésion appréciable quelconque des organes de la respiration ou de la circulation; et au lieu de donner une explication dénuée
de fondement, il se serait d'abord demandé si le
sujet n'était pas dans ce cas; il se serait encore
rappelé que l'emphysème pulmonaire est une cause
de dyspnée, j'ajouterai plus fréquente qu'on ne
le croit ordinairement; et les cellules pulmonaires
n'ayant pas été décrites, il aurait signalé cette
omission qui ne permet pas de prendre un parti sur
la cause de l'oppression.

Demandez-vous, dit M. Broussais, pourquoi,
1° pendant la vie on n'a pas exploré la circulation;
2° après la mort on n'a pas disséqué tout le système
vasculaire avec le plus grand soin, etc.—Pourquoi?

On n'a pas exploré la circulation avec un plus
grand soin pendant la vie, parce qu'elle ne présentait rien de fort remarquable; et on n'a pas
disséqué tout le système vasculaire après la mort,
parce que dans des cas semblables, cas fort vulgaires et que M. Broussais paraît croire rares, on
n'y a rien trouvé d'anormal. Toutefois on a eu
tort de ne pas le faire, puisqu'il a été possible
d'élever des doutes sur un fait que l'observation
seule pouvait éclairer. Malheureusement les justes
observations de M. Broussais, qui se moque si or-
di airement des détails, le mettent une fois de plus
en contradiction avec lui-même, puisque les détails
dans lesquels je suis entré ne lui paraissent pas
suffisants et ne le sont pas en effet pour répondre à
certaines questions.

Quant aux voies digestives, l'œsophagite explique,
suivant M. Broussais, la production des aphthes
et de l'exsudation pultacée de l'intérieur des joues,
(372, 373). Double erreur ; car d'une part, il n'y
avait pas d'aphthes, mais seulement un enduit
pultacé à l'intérieur des joues; et de l'autre, cet
enduit tapisse quelquefois tout l'intérieur de la
bouche, sans inflammation de l'œsophage dont il
est alors et peut-être toujours indépendant.

Pour l'estomac il était tout naturel, suivant
M. Broussais, de le trouver sain, la malade mangeant
peu. Mais cette conséquence n'est pas rigoureuse,

à beaucoup près , puisqu'on voit souvent la membrane muqueuse de l'estomac plus ou moins enflammée chez des individus qui ont été long-temps à la diète la plus sévère. Quant au duodénum, M. Broussais affirme d'abord qu'il n'était pas enflammé à l'arrivée de la malade à l'hôpital, mais que très probablement il l'avait été (376). Puis, cette probabilité se convertit en certitude quelques lignes plus bas (371, 373). Et pourquoi? Très probablement parce que le foie était gras, et que le foie gras suppose, d'après les vues de M. Broussais, une duodénite comme cause. Le lecteur s'imagine peut-être qu'on aura trouvé, à l'ouverture du cadavre, les traces d'une ancienne duodénite ; et la description du duodénum a été omise! Cette omission devait être une bonne fortune pour M. Broussais; car si le duodénum, qui a été bien certainement examiné, n'a pas été décrit, c'est probablement parce qu'il n'a rien offert de remarquable : et au lieu de n'en rien dire, M. Broussais qui veut toujours expliquer, même les faits non constatés ou omis, M. Broussais affirme! Bien plus, il se donne la peine de dire comment le foie a augmenté de volume (371); et il a été dit que le volume de cet organe n'était pas supérieur à ce qu'il est dans l'état naturel !

En résumé, M. Broussais pense qu'il a existé chez cette malade trois points principaux d'irritation :

1° celle du cœur et du système artériel, qui lui paraît avoir en l'initiative, vu l'énormité de la courte haleine ; 2° celle des poumons qui pourrait bien en avoir été la conséquence ; 3° celle des voies digestives à laquelle le foie a participé. M. Broussais veut parler ici du duodénum ; mais comme ce viscère n'a pas été décrit, et comme l'irritation du cœur et du système artériel à laquelle M. Broussais rapporte la dyspnée de la malade et peut-être l'irritation des poumons, n'est nullement démontrée, il s'ensuit que ce résumé du commentaire de l'observation se réduit à zéro.

M. Broussais le termine en m'assurant qu'il ne s'adresse pas à ma personne. Je le prie de recevoir la même assurance de ma part. Je ne m'adresse pas non plus à lui, mais à ceux-là seulement qui veulent cultiver la médecine comme une véritable science, qui pensent qu'elle est réellement tout entière dans l'observation, qu'il faut en bannir l'esprit d'hypothèse, et ne considérer comme vrai ou faisant partie de la science, que ce qui est rigoureusement démontré ou évident.

La 31ᵉ observation est considérée par M. Broussais comme un exemple de gastro-entérite chronique, compliquée, sur la fin, de tubercules pulmonaires (379) ; progression qui lui semble prouvée par la gravité des lésions du tube digestif (id.). Mais cette manière de voir est une erreur qu'il est facile de rendre évidente.

La malade qui est l'objet de l'observation dont
il s'agit est une jeune fille dont l'affection semble,
au premier abord, avoir duré moins de quatre
mois, dont près de deux passés à l'hôpital. Lorsqu'elle y fut admise, elle avait des douleurs à
l'épigastre qui remontaient à une époque éloignée,
la même que celle de l'établissement d'un flux
blancqui n'avait pas cessé, des frissons suivis de
chaleur et de sueurs depuis trois semaines, le
pouls à peine accéléré néanmoins, la chaleur presque naturelle ordinairement; des selles rares, à
la suite d'une diarrhée de plusieurs jours; la respiration un peu gênée, sans toux ni crachats, et il n'y
en avait pas eu depuis le début. L'embonpoint avait
peu diminué, l'oppression était devenue beaucoup
plus considérable dix jours après, quand l'auscultation, pratiquée avec soin, fit reconnaître l'existence d'une pectoriloquie imparfaite, et toujours
sans toux. Quatre jours plus tard, celle-ci débu-
tait, la pectoriloquie était parfaite. La fréquence
du pouls n'augmenta que dans les trois dernières
semaines de l'existence; et à l'ouverture du cadavre on trouva un assez grand nombre de tubercules au sommet des poumons, les uns crus,
les autres ramollis ou vides; des granulations
grises dans leur intervalle et au-dessous; la membrane muqueuse de l'estomac très ramollie en
arrière, des ulcérations dans toute la longueur

de l'intestin grêle, distantes les unes des autres de deux à six pouces, dont plusieurs offraient la membrane musculaire à nu dans quelques points, et formaient l'anneau complet.

Sans doute si l'on observait quelquefois chez les individus emportés par des maladies chroniques sans tubercules, des ulcérations de l'intestin grêle comparables, pour l'étendue comme pour le nombre, à celles qui avaient lieu ici, on pourrait se demander si les tubercules de la malade ne seraient pas postérieures aux ulcérations de l'intestin. Mais rien de pareil n'ayant été observé, tandis qu'on voit quelquefois des tubercules pulmonaires sans ulcération de l'intestin grêle, il faut nécessairement en conclure que ces ulcérations sont sous la dépendance des tubercules développés dans les poumons, ou qu'elles reconnaissent une même cause, laquelle agit quelquefois sur les poumons sans faire sentir son influence à l'intestin grêle, tandis que la réciproque n'a pas lieu. A la vérité les médecins qui ne rougissent pas de mettre les hypothèses à la place des faits, et qui ne sentent pas tout ce que cette manie a de puérile, ces médecins, admettront difficilement une pareille loi ; car les plus beaux raisonnements ne l'auraient pas fait découvrir, et une fois constatée, ils ne l'expliqueraient pas davantage. Mais la loi n'en subsistera pas moins, et le temps n'est sans doute pas

éloigné où elle ne sera méconnue de personne.
Les agréables plaisanteries de M. Broussais
sur la double malice de l'être latent qui aurait long-temps travaillé le poumon sans exci-
ter la fièvre, et qui aurait pris pour se masquer
les apparences d'une affection gastrique (379) , »
ces plaisanteries qui prouvent qu'on n'a rien de
positif à dire et qu'on ne peut envisager les faits
en face, ces plaisanteries n'y feront rien; elles n'em-
pêcheront pas qu'il n'y eût, dans le cas dont il
s'agit , des tubercules et une excavation tuberculeuse avant la toux , que ces lésions n'existassent
quand la malade conservait encore la plus grande
partie de son embonpoint, un peu moins de deux
mois avant sa mort ; qu'il n'y eût, pour ainsi dire,
de fièvre alors que le soir ; que les altérations des
poumons ne fussent accompagnées de symptômes
généraux tellement faibles, qu'il faut bien en conclure qu'elles avaient marché avec beaucoup de
lenteur, et que leur début remontait sans doute
au-delà de l'époque indiquée par la malade
comme étant celle du début de l'affection.

Recherchant ensuite les causes des tubercules
dans ce cas particulier , les bronches étaient
rouges , dit M. Broussais ; ainsi l'irritation a *pu*
pénétrer par cette voie dans les aréoles où se
forment les tubercules. De plus l'aorte était de
couleur *amaranthe* (380); et M. Broussais souligne

ce mot, comme si la simple couleur rouge de l'aorte avait l'importance qu'il lui suppose (1).

Quant à la rougeur des bronches, comme elle était universelle (au moins cela paraît probable par les termes de la description) et que les tubercules étaient bornés, on n'en peut rien conclure relativement à la cause de leur développement. D'ailleurs, en même temps que les bronches étaient rouges, elles étaient mines, ce qui indique (M. Broussais oublie de le remarquer) que si les bronches étaient enflammées, cette inflammation était récente ; de manière qu'en définitive M. Broussais ne peut pas même se donner la petite satisfaction de dire que l'irritation a *pu* pénétrer par les bronches dans les aréoles où se forment les tubercules.

La trente-deuxième observation est encore plus remarquable que les précédentes, en ce que la malade qui en est l'objet n'eut de toux, un peu de toux, que dans les derniers jours de sa vie. Du côté de l'abdomen, au contraire, des symptômes plus ou moins graves eurent lieu pendant près de trois mois, et M. Broussais en conclut que les organes digestifs ont été le point de départ, encore que la structure des excavations trouvées dans l'un des poumons annonçât, d'une manière certaine,

____

(1) *V.* p. 13.

une affection tuberculeuse plus ancienne, et que
la longue hémoptysie éprouvée dix neuf mois
avant l'admission de la malade à l'hôpital,
rende extrêmement probable le début des tubercules à cette époque. Mais que font les faits à
M. Broussais? Il n'examine pas si la structure
d'une caverne suppose qu'elle est ancienne ou
récente, peu lui importe; et après avoir donné,
de sa pleine autorité, l'initiative aux lésions de
l'abdomen, il explique ce fait imaginaire par une
irritation nervoso-inflammatoire partie de cette
cavité (381).

Vient ensuite l'examen des faits relatifs à la
phthisie aiguë, que M. Broussais considère comme
autant d'exemples de phthisie chronique. Exami-
nons à notre tour et concluons.

Le premier fait rapporté par moi est relatif à
une jeune fille de dix-huit ans, morte après trente-
cinq jours de maladie, et à l'autopsie de laquelle
on trouva, pour désordre principal et presque
unique, des granulations grises demi-transparentes
dans les deux poumons et, dans le lobe inférieur
droit, une masse de matière tuberculeuse un peu
ramollie et comme creusée, à son centre, d'une
sorte de canal anfractueux. M. Broussais refuse
à cette observation le titre de phthisie aiguë, parce que la non apparition des règles depuis deux
mois et demi, au début des premiers symptômes,

avait dû causer une irritation des principaux viscères. En vain la malade interrogée avec soin ré-
pond qu'avant le début des accidents indiqués,
elle était parfaitement bien portante ; elle devait
avoir une irritation des principaux viscères. On
croit généralement que c'est à l'observation à ré-
former les idées ; mais de pareilles maximes ne
sont pas faites pour le génie de M. Broussais ; la
maxime contraire est la seule qui lui convienne ;
il soumet le résultat de l'observation à ses idées,
il n'admet les faits qu'autant qu'ils y sont confor-
mes : c'est sa méthode.

Il refuse encore à l'observation suivante, la
trente-quatrième de mes Recherches, le titre de
phthisie aiguë ; la considérant comme un exemple
de pneumonie à laquelle le malade aurait succombé, après vingt-huit jours ; pneumonie qui
n'était d'ailleurs, suivant lui, que l'agonie d'une
maladie fort ancienne (384). Comment M. Broussais établit-il ces diverses propositions ? Voici le
fait.

Le malade dont il s'agit était âgé de quarante-
six ans, d'une constitution forte, d'un embonpoint assez prononcé, quoique malade depuis trois
semaines à son entrée à l'hôpital. Il avait éprouvé, dès le début, de la dyspnée avec un peu de toux,
et de la fièvre, symptômes qui avaient continué
ensuite. Lors de son admission à la Charité les cra-

chats étaient muqueux, le bruit respiratoire un peu faible sous les clavicules, parfaitement naturel et sans râle ailleurs. Quatre jours plus tard, l'auscultation donnait encore les mêmes résultats, la poitrine rendait un son clair dans toute son étendue; et après la mort, survenue quatre jours après cette dernière exploration, les poumons étaient rouges, grenus, hépatisés, un peu aérés inférieurement, cédaient par la pression un liquide couleur lie de vin, offraient, dans toute leur hauteur, des granulations grises, demi-transparentes, opaques et jaunâtres à leur centre supérieurement; la membrane muqueuse de l'estomac était d'un rouge-orange, ramollie dans la moitié du grand cul-de-sac, mamelonnée, grisâtre ailleurs; le cœur mou, l'aorte parsemée de plaques jaunâtres.

Ainsi voilà un malade chez lequel l'exploration la plus attentive n'a pu faire découvrir le moindre symptôme local de pneumonie, chez lequel le bruit inspiratoire et la sonorité de la poitrine étaient encore naturels quatre jours avant la mort, dont les crachats n'ont jamais été rouillés, visqueux, demi-transparents; et M. Broussais ne craint pas d'affirmer que ce malade était pneumonique avant et lors de son admission à l'hôpital! Bien plus, la couleur rouge du poumon hépatisé et du liquide qu'on en faisait sortir par la pression était celle qui a lieu dans la pneumonie récente;

peu importe, M. Broussais n'en fait pas moins remonter le début de cette affection secondaire à
celui de la maladie primitive. M. Broussais igno-
rerait-il les faits les plus vulgaires? A-t-il cru pouvoir se dispenser de prouver en critiquant? A quelle
classe de lecteurs a-t-il cru s'adresser? Car on ne sait
vraiment à quelle supposition s'arrêter, quand on
lit des choses aussi étranges que les commentaires
de M. Broussais.

Et maintenant que son erreur ne saurait être
douteuse, comme les premiers symptômes observés étaient ceux d'une maladie du poumon, il faut
nécessairement reconnaître qu'ils étaient dus au
développement des tubercules, qu'on ne saurait
faire remonter ceux-ci à une époque plus éloignée.

Après cela, comment les vingt-huit jours de la
pneumonie supposée ne sont-ils que l'agonie d'une
maladie fort ancienne? C'est parce que l'aorte
offrait quelques plaques jaunâtres et l'estomac des
traces de gastrite chronique et partielle (384)! Le
sujet, toutefois, se croyait bien portant au début
des symptômes indiqués: erreur; sa dernière affection n'était que l'agonie d'une maladie dont il
ne se doutait pas!

Que les plaques jaunâtres de l'aorte soient une
lésion, c'est ce que personne ne nie ; mais pourrait-on dire d'un individu qui n'aurait d'autre altération que ces plaques, suite presque inévitable
de l'âge, qu'il est malade? Assurément non. Il

faut tenir le même langage au sujet de l'état
mamelonné de la membrane muqueuse de
l'estomac, quand il est le résultat d'une inflammation ancienne et partielle, dont les symptômes ont cessé depuis long - temps ; et voici
pourquoi. La peau sur laquelle un vésicatoireest
resté appliqué un espace de temps plus ou moins
considérable, en conserve long-temps des traces,
une altération de couleur, un aspect mamelonné
semblable à celui de la membrane muqueuse de
l'estomac, à la suite de son inflammation prolon-
gée. Cet état de la peau, bien qu'il soit la suite de
l'inflammation, ne peut plus être considéré comme
tel, n'empêche pas l'organe ainsi altéré de remplir
plus ou moins exactement ses fonctions et la personne qui l'offre d'être bien portante, si d'ailleurs
elle n'a pas d'autre lésion. De même aussi, l'é-
tat mamelonné de la membrane muqueuse de l'estomac qui persiste long-temps après la cessation
des symptômes de la gastrite, cet état ne doit gê-
ner que médiocrement l'exercice des fonctions
digestives, n'est plus réellement une inflammation, et ne constitue pas, à proprement parler,
une maladie. On dira peut-être que l'étendue d'un
vésicatoire, par rapport à la surface du corps,
peut être considérée comme nulle ; qu'il n'en est
pas ainsi du mamelonnement partiel de la membrane muqueuse de l'estomac par rapport à la

surface de cet organe ; qu'ainsi la conclusion n'est pas rigoureuse. A quoi je répondrai qu'à la suite de la variole confluente , la peau ne cesse pas de remplir ses fonctions, encore que l'altération dont elle est le siége soit étendue et indélébile. L'assertion de M. Broussais est donc entièrement erronée.

Il ajoute, pour lui donner une apparence de vérité, que les personnes du peuple, peu attentives leur santé , oublient les incommodités qu'elles ont éprouvées, aussitôt qu'il se déclare chez elles une maladie grave; et il ne doute pas que j'aie été dupe d'une pareille dissimulation de la part d'un sujet qui n'était préoccupé que de ses souffrances actuelles (384). Je réponds à cela qu'ayant fait métier d'observer , je me suis aperçu d'assez bonne heure, comme je l'ai remarqué plus haut, de tout ce qu'il faut de précautions et de soins pour arriver à la connaissance exacte des faits, que je n'ai rien négligé pour atteindre ce but; de manière, par exemple, qu'après avoir demandé à un individu depuis quand il est malade, je ne me contente jamais de sa première réponse ; je lui demande encore si, antérieurement, sa santé était bonne; et pour ne pas être trompé , j'entre dans le détail de toutes ses fonctions. Assurément M. Broussais ne constate pas les faits avec plus d'exactitude ; sa méthode est même beaucoup

plus expéditive, comme on l'a vu au sujet des tubercules mésentériques.

Le commentaire de l'observation suivante se
fait remarquer, comme les précédents, par des
erreurs. Rappelant quelques-unes des principales
circonstances du fait, M. Broussais remarque que
le sujet, âgé de dix-huit ans, mort après cinquante
jours de toute maladie, était enrhumé tous les hi-
vers pour très peu de temps (385); puis, quelques
lignes plus bas, oubliant ce qu'il vient de
dire, il assure que ce jeune homme avait *beaucoup et long-temps* souffert de l'inflammation
de la muqueuse laryngo-trachéo-bronchique;
qu'ainsi la sécrétion tuberculeuse avait *pu* être
préparée par les phlegmasies répétées de cette
membrane. — M. Broussais parviendra sans doute
un jour à faire disparaître ces petites contradictions; mais jusques-là j'y verrai la preuve la plus
claire de l'impossibilité de soutenir long-temps
des hypothèses, même avec beaucoup d'esprit.
Je ferai encore remarquer au lecteur que cette
substitution de mots ou de faits n'a pas conduit
M. Broussais bien loin, qu'il n'a pas cru pouvoir
en conclure que la phthisie du sujet qui nous occupe avait été chronique; qu'il s'est borné à dire
que la sécrétion tuberculeuse avait *pu* être *préparée* par les phlegmasies répétées de la membrane
muqueuse des voies aériennes. Que de peine pour
n'arriver à aucun résultat !

Le reste du commentaire ressemble à ce qui précède, et je ne m'y arrêterai pas.

L'observation suivante, la trente-sixième de mes Recherches, est relative à une blanchisseuse âgée de vingt-trois ans, qui fut emportée après quarante-quatre jours de toute maladie. Ses règles ne s'étaient pas montrées dans les onze mois précédents, sans néanmoins que sa santé en fût altérée, à part quelques malaises et une légère diminution des forces. Qu'en conclut, M. Broussais? « Que le point d'irritation qui retenait les règles pouvait donc bien exister au sommet du poumon affecté, pendant les onze mois mentionnés, et donner l'explication de la faiblesse et des malaises de la personne, qui devait aussi avoir un degré quelconque de fièvre » (388). — La preuve de tout ceci ? Mais M. Broussais n'a pas l'habitude de prouver ce qu'il avance, ne lui demandons pas de preuves, et remarquons seulement qu'ici, comme dans le cas précédemment examiné, la maladie a eu évidemment une marche très rapide, un début très brusque; que les excavations pulmonaires n'étaient pas garnies de fausses membranes; que toute la matière tuberculeuse était ramollie à peu près au même degré; que ce double état des cavernes et de la matière tuberculeuse ne se rencontre pas dans les phthisies à marche évidemment chronique; et concluons-en que la trente-sixième observation est assurément une phthisie aiguë.

On ne dira pas, sans doute, que la phtisie étant assez souvent latente , le cas actuel doit être considéré comme un nouvel exemple de cette marche obscure de la maladie : car chez les individus atteints de phthisie latente, la structure des excavations en indique l'ancienneté , et c'était tout le contraire ici ; sans compter qu'aucun symptôme antérieur aux cinquante derniers jours de l'existence ne pouvait être attribué , avec quelque vraisemblance, à des tubercules latents, ou même à une affection quelconque. De maniere qu'en admettant une des irritations imaginaires de M. Broussais, qui aurait favorisé le développement des tubercules , une irritation nervoso-inflammatoire, par exemple; il faudrait toujours reconnaître que l'affection a marché avec beaucoup de rapidité , et a amené le désordre que j'ai décrit, dans l'espace de temps indiqué.

La dernière de mes observations de phthisie aiguë , est, pour M. Broussais, un cas de pneumonie compliquée de plusieurs autres affections, même de péritonite et de phlébite. Elle est relative à une fille de vingt ans qui tomba malade six jours après ses couches et mourut un mois plus tard , ayant été parfaitement bien portante jusques-là. Les premiers symptômes qu'elle éprouva furent une toux forte, accompagnée de crachats et d'oppression, un mouvement fébrile considérable et la suppression des lochies. Des douleurs au côté gauche du thorax s'y joignirent au onzième jour, sans que sa sonorité en parût altérée au moment où la malade fut admise à l'hôpital, deux jours après le début de la douleur. Alors la respiration et le pouls étaient extrêmement fréquents, la toux répétée, la faiblesse considérable, la soif vive, la langue humide et pâle, les selles nombreuses, la mémoire sûre. Dans les quinze jours suivants la toux fut médiocre, la respiration encore un peu plus fréquente qu'au moment de l'entrée de la malade à l'hôpital. Les crachats plus ou moins visqueux, rouges ou verdâtres et striés de jaune dans les sept derniers jours de l'existence, n'étaient pas visqueux quatre jours avant cette dernière époque; le bruit respiratoire faible et confus à gauche, trois jours après l'admission de la malade, fut ensuite mêlé de gargouillement, et enfin trachéal sous les clavicules du même côté. Et après la mort on trouva une infiltration sous-arachnoïdienne beaucoup plus prononcée à gauche qu'à droite; une fausse membrane sur le poumon gauche avec du pus dans l'écartement de ses deux feuillets, une foule de petits abcès dans le parenchyme pulmonaire du même côté, communiquant les uns avec les autres, sans matière tuberculeuse : la veine crurale remplie de sang caillé; le foie un peu gras; la mem-

brane muqueuse de l'estomac rouge et ramollie
dans le grand cul-de-sac ; celle du gros intestin
dans un état analogue ; l'utérus volumineux, d'un
rouge-brun et très ramolli à sa surface interne; le
côté gauche du vagin perforé.

Qu'il y ait eu ici une pleurésie aiguë, c'est ce
que personne ne saurait contester : mais comment
M. Broussais prouve-t-il l'existence de la pneumonie qu'il admet ? M. Broussais ne s'en met
pas en peine; il affirme et rien de plus. Toutefois
son assertion n'aura quelque valeur, que quand il
aura montré, par des faits bien observés, qu'après
une maladie aiguë de poitrine, accompagnée de
toux, de crachats rouillés, visqueux et demi-
transparents, de crépitation avec son mat et respiration bronchique dans une certaine étendue de
la poitrine, terminée par la mort ; que quand il
aura montré qu'à la suite de ces accidents, on
trouve les poumons remplis d'abcès communiquant les uns avec les autres et séparés par un
tissu mou. Et quel médecin a jamais été témoin de ces faits ? M. Broussais ayant admis dans
ce cas l'existence d'une phlébite, on dira peut-être
que les abcès observés en étaient la suite ; mais
il faudrait au moins, pour admettre cette explication, que les abcès des poumons qui accompagnent si souvent la phlébite fussent ordinairement bornés à l'un de ces organes, alors qu'ils sont

nombreux ; que dans le même cas on n'en trouvât pas ailleurs ; qu'ils communiquassent les uns avec les autres. Et quand a-t-on vu toutes ces coïncidences ? Mais la phlébite supposée par M. Broussais, où donc était son siége ? Il le place dans les veines crurales ; et il a été dit seulement que ces veines contenaient du sang caillé , rien de plus. Et depuis quand le sang caillé des veines est-il un signe certain de leur inflammation ? Je n'assurerai pas que M. Broussais en affirmant sans preuves, comme il le fait incessamment, compte beaucoup trop sur la crédulité du lecteur : mais je dirai que quand , en critiquant , on admet comme réels des faits qui ne sont pas indiqués , on donne nécessairement à croire qu'on obéit à des habitudes dont on n'est pas libre de se défaire.

J'ai d'ailleurs montré , dans les réflexions qui suivent l'observation qui nous occupe , que les abcès du poumon gauche ne pouvaient pas être considérés comme une apparence qui résulterait de la dilatation des bronches ; j'ajoute que l'état gras du foie vient à l'appui de ce qui a été dit de l'origine tuberculeuse des divers foyers de pus dont il s'agit.

M. Broussais termine son commentaire au sujet de cette observation, en disant « que je veux forcer les faits à me fournir des arguments favorables à ma doctrine, et que je les suppose dans mes conclusions quand je ne les trouve pas » (391). — Il n'y a sans doute que M. Broussais qui puisse parler de mes doctrines; quoi qu'il en soit, et sans l'accuser de manquer de probité à mon égard, ce dont je suis très éloigné, il me permettra sans doute de trouver dans ses assertions la preuve de beaucoup de légèreté, vu que mon résumé des cas de phthisie aiguë précède l'observation qui nous occupe et en est indépendant; que cette observation serait autre chose qu'un exemple de phthisie aiguë, que ce que j'ai dit de général sur cette forme de la maladie n'en serait pas moins exact.

Les chapitres consacrés aux morts subites et à la perforation du poumon ne fournissent à M. Broussais que des réflexions sans importance, ou des vues qui lui sont propres. Je crois par cela même fort inutile de m'y arrêter, et je passe aux causes sur lesquelles il ne fait que glisser, pour ainsi dire.

En effet, cherchant à connaître, d'après l'observation, quelle pouvait être l'influence du sexe, du catarrhe pulmonaire, de la pneumonie, de la pleurésie, etc., sur le développement de la phthisie, j'ai trouvé que la phthisie est plus fréquente chez la femme que chez l'homme; que l'inverse a lieu, et dans une proportion considérable, pour la pneumonie, le catarrhe pulmonaire et la pleurésie; et le sexe le plus exposé à la phthisie étant le moins sujet à l'une ou à l'autre de ces phlegmasies, j'en ai conclu qu'on ne pouvait pas considérer désormais les tubercules comme le résultat de l'inflammation chronique des bronches, du parenchyme pulmonaire ou des plèvres. J'ajoutais que les bronches sont ordinairement saines dans le voisinage des tubercules crus, fait qui conduit à la même conclusion que les précédents. Et à l'occasion de ces faits, M. Broussais se borne à dire que si l'on veut relire ce qu'il a dit précédemment, on concevra que mes conclusions ne découlent nullement des faits que je rapporte (400). Puis il ajoute : « que penser de sa prétendue réfutation, quand on reconnaît que dans la plupart des cas qui lui sont propres, les malades ont toussé pendant long-temps avant que les symptômes de la consomption pulmonaire se déclarassent, et que chez ceux où les phlegmasies du poumon n'ont pas eu l'initiative, etc. ? » (401)

J'observerai d'abord, sur ce dernier point, que quand la marche des tubercules est lente, l'amaigrissement ne se fait sentir qu'à une époque plus ou moins éloignée de leur début; qu'ainsi l'absence de ce symptôme ne prouve pas la non existence des tubercules, que l'argument de

M. Broussais est nul. Et relativement au conseil donné au lecteur de recourir à ce qu'il a dit, pour savoir à quoi s'en tenir sur l'influence du catarrhe pulmonaire et de la pneumonie dans la production des tubercules ; je dirai que les faits rapportés par moi valaient bien une discussion particulière, si les conséquences que j'en ai tirées ne sont pas rigoureuses ; de manière que le silence de M. Broussais semblerait indiquer qu'il en a reconnu la solidité. J'ajouterai que les faits que j'ai recueillis depuis huit ans, confirment la vérité des conclusions tirées de ceux que j'avais réunis en 1825 : et je ne parle pas seulement de faits entièrement semblables à ceux dont il vient d'être question, mais de quelques autres un peu différents, et dont il n'est pas possible de tirer d'autres conclusions. Ainsi, j'ai recueilli l'histoire de onze sujets atteints de dilatation des bronches, qui n'avaient pas éprouvé les symptômes généraux de la phthisie, et chez lesquels l'affection, toujours accompagnée de toux et de crachats, remontait à plusieurs années (de deux à six), lors du terme fatal ; chez huit d'entre eux la muqueuse bronchique était triplée, quadruplée d'épaisseur, comme grenue, d'un rouge intense, très violemment enflammée ; et trois seulement des onze cas dont il s'agit étaient l'exemple d'une complication tuberculeuse *peu avancée* ; proportion

qui n'est pas supérieure à celle qu'on trouve chez
des sujets du même âge, emportés par une maladie quelconque, sans inflammation des bronches.
Bien plus , de quarante individus morts dans le
cours d'un emphysème pulmonaire (dilatation
des vésicules) plus ou moins avancé , avec un
catarrhe bronchique prolongé pendant plusieurs
années , quatre seulement avaient des tubercules
dans les poumons, et tous fort peu , hors un (1).

Un autre fait non moins important , et qui
n'avait pas fixé mon attention à l'époque où je
publiai mes Recherches , c'est que quand le catarrhe pulmonaire s'accompagne de râle sous-
crépitant , ce râle a toujours son siége, à son
origine du moins, à la base des poumons ; c'est-à-
dire dans un point opposé à celui qui est le premier
siége des tubercules : comme si dans ces deux
affections, le catarrhe pulmonaire et les tubercules , tout devait être opposé jusqu'au siége.
Et ce siége est le même dans toutes les circonstances où le râle sous-crépitant a lieu , c'est-à-dire
dans le catarrhe pulmonaire simple ou dans celui
qui se développe dans le cours de la rougeole , de
l'affection typhoïde, de l'emphysème : de telle sorte
que depuis près de trois années que mon attention
est fixée sur ce point, je n'ai pas observé, sur plus

____

(1) Mémoire inédit sur l'emphysème.

de cent quarante cas, une seule exception à la loi que je viens d'exposer.

Entre autres reproches que m'adresse M. Broussais, relativement à l'étude des causes, il me fait celui de n'avoir pas apprécié l'influence des passions tristes, des excès, du défaut d'exercice musculaire dans une foule de professions sédentaires des grandes villes, de la faiblesse des excrétions dépuratoires sur le développement de la phthisie. Mais M. Broussais oublie que mon dessein n'était pas de raisonner à perte de vue à l'occasion de cette maladie ; que j'ai tâché au contraire de ne pas dire un mot qui ne fût dans les faits ; que c'est par cette raison que je les ai comptés et analysés avec tout le soin dont je suis capable ; que les faits que j'ai recueillis ne me permettant pas de résoudre les questions indiquées ni même de les aborder, j'ai dû ne pas m'en occuper. Et je ne craindrai pas d'ajouter que les faits exacts qu'on possède à ce sujet sont trop peu nombreux pour essayer de l'étudier actuellement; qu'il faut remettre cette étude à une autre époque et diriger, en attendant, l'attention des observateurs sur ce point, afin qu'ils ne négligent, dans l'examen des malades, aucune des informations capables de concourir à la solution des problèmes indiqués par M. Broussais.

C'est par des raisons analogues que je ne me

suis pas expliqué sur l'influence que peut avoir le
froid dans la production des tubercules. Cette
influence ne me parait pas d'ailleurs plus incontestablement prouvée que beaucoup d'autres ad-
mises par les auteurs, sans trop d'examen ; c'est
encore un problème qui ne peut être résolu sans les
chiffres , comme je l'ai dit ailleurs; et les matériaux de ce calcul facile n'existent peut-être
qu'à Paris où l'on peut ouvrir tous les sujets
qui succombent dans les établissements publics.
Tant qu'on n'en viendra pas là à Pétersbourg,
à Vienne et à Naples , par exemple , il sera bien
difficile d'avoir une opinion arrêtée sur le point
dont il s'agit. Les singes de la ménagerie de
Paris succombent presque tous à la phthisie ,
comme on peut s'en convaincre par la lecture de
l'excellent travail du docteur Reynaud sur la
phthisie des singes ; et on en conclut que le
froid rend ces animaux tuberculeux. Mais il faudrait savoir, avant de rien conclure sur ce point,
comment meurent les singes dans les pays chauds;
s'ils y sont plus rarement tuberculeux qu'à Paris :
et en supposant l'affirmative , il faudrait encore
examiner si le changement d'habitude ne serait
pas pour quelque chose dans leur genre de mort.
Presque toutes les vaches enfermées à Paris dans
des étables, meurent, dit=on, phthisiques. Ici évidemment on ne saurait attribuer l'affection

au froid dont les vaches ne sont peut-être que trop bien préservées. Il ne faut pas oublier d'ailleurs que la phthisie est très fréquente en Italie ; que ceux qui en sont traités dans les hôpitaux forment une proportion considérable des malades qui y sont admis. Évidemment la question de l'influence du froid sur la production des tubercules reste entière ; les faits les mieux constatés sont insuffisants pour la résoudre.

. Quant à l'influence de l'hérédité sur la phthisie, M. Broussais me fait dire qu'il n'est pas assez démontré que cette affection soit héréditaire ; et j'ai dit tout l'opposé, ajoutant que pour mettre l'influence de l'hérédité dans tout son jour et connaître exactement le degré de son influence, il faudrait dresser des tableaux de mortalité dans lesquels on comparerait un certain nombre de sujets nés d'individus phthisiques et de personnes qui ne l'étaient pas (L. 533.)

Je ne m'arrêterai au jugement définitif de M. Broussais sur mes Recherches, que pour fixer l'attention du lecteur sur le reproche qu'il m'adresse d'avoir fait un ouvrage sans vue ni pathologique, ni thérapeutique, ni hygiénique, à plus forte raison sans aperçu physiologique. Singulier reproche, il faut en convenir, que j'accepte comme un éloge et comme donnant une idée assez exacte de l'esprit dont j'étais animé en me livrant à mes recherches. En effet, je tâchais alors comme aujourd'hui, de ne rien avancer qui ne fût dans les faits, de ne pas donner ma manière de voir, mes vues en pathologie, en thérapeutique, en hygiène, pour des vérités : car ce qu'on appelle en médecine des vues, des aperçus, des manières de voir, c'est, à proprement parler, le roman de la science. Aussi éprouvais-je de vifs regrets en lisant les ouvrages de M. Broussais, de voir qu'ils abondent tellement en théories, en vues, en aperçus physiologiques, pathologiques, thérapeutiques, etc., qu'il ne s'y est plus trouvé de place pour les résultats rigoureux et vraiment utiles de l'observation.

CHAPITRE II.

AFFECTION TYPHOÏDE.

PREMIÈRE PARTIE.

SYMPTÔMES ET LÉSIONS.

Les premières lignes du chapitre consacré par M. Broussais à l'examen de mes Recherches sur l'affection typhoïde, ont de quoi confondre ; « on continue, dit-il, à vouloir subordonner l'idée de maladie à celle d'altération de texture des organes, et à ne voir dans les symptômes que la révélation de ces désorganisations ». Oui, c'est M. Broussais qui a écrit ces lignes, M. Broussais qui a voulu rattacher les symptômes les plus formidables à des lésions légères et souvent contestables. Et non-seulement le reproche de ne voir dans les symptômes qu'une révélation des altérations organiques part de M. Broussais, mais il s'adresse à moi qui ai dit, dans l'ouvrage critiqué (2º vol., p. 457, 458), qu'il y a dans les maladies autre chose que ce qu'on voit ; que leurs causes, quelles qu'elles soient, ont sans doute une certaine part à la mortalité et aux lésions secondaires ; à moi qui journellement, pour ainsi dire, recueille et fais connaître des faits qui ne permettent pas de douter qu'un mouvement fébrile plus ou moins intense n'ait lieu, dans un grand nombre de cas, sans altération appréciable des tissus ou des viscères de notre économie ! Mais continuons.

Avant d'entrer en matière, M. Broussais juge à propos de s'expliquer sur les motifs qui m'ont conduit à entreprendre les Recherches que j'ai publiées, car M. Broussais sait tout ou devine tout. Ces Recherches, dit-il, ont été suggérées à M. Louis par les écrits de M. Bretonneau sur la dothinentérie. Il les a entreprises dans l'intention d'aggrandir cette entité, de sorte que l'essentialité des fièvres

6*

pût regagner tout le terrain qu'elle avait perdu. Tel fut le plan de la cabale qui le choisit pour la confection de cette grande œuvre , lui, laborieux à l'excès et dévoué sans réserve. Renfermé dans la clinique d'un médecin de l'hôtel-dieu , observant jour et nuit , il inventa et confectionna de toutes pièces , sans matériaux étrangers , une fièvre uniquement fondée sur les plaques de l'iléum (de 406 à 410).

Mais la preuve de ces diverses assertions ? la voici. L'ouvrage de M. Bretonneau, qui m'a donné l'idée de mes Recherches , ou plutôt le mémoire de M. Trousseau sur la dothinentérie, a été publié en 1826 , et les faits dont mes Recherches ne font que l'analyse ont été recueillis de 1821 à 1827 ; plusieurs d'entre eux ont même été publiés en 1823, dans mon mémoire sur la perforation de l'intestin grêle. La preuve de mon dévoûment à une coterie dont j'étais l'instrument , c'est que les résultats de mes Recherches ne ressemblent en rien à ce qui avait été publié antérieurement sur des sujets analogues , et que l'un des plus remarquables est opposé à ce qui avait été dit par l'un des membres présumés de cette coterie , membre dont je suis l'ami. Enfin, la preuve que j'ai inventé et que je devais inventer une fièvre fondée sur les plaques de l'iléum, c'est que , laborieux à l'excès, j'observais jour et nuit. Observer jour et nuit pour inventer !.... On ne sait vraiment ce qu'il faut admirer le plus dans les assertions de M. Broussais, ou l'ignoble ou l'absurde.

Après ces préliminaires, l'auteur entre en matière. Mais tandis que dans l'Examen de mes Recherches sur la phthisie il a cru devoir suivre un certain ordre, celui que j'avais adopté moi-même, il n'en suit aucun dans cette seconde partie de sa critique où le même objet se trouve traité en vingt endroits différents. De plus, il ne renvoie pas, ou bien rarement à l'ouvrage critiqué ; ce qui fait qu'à moins de le relire avec un très grand soin, le lecteur ne peut faire de vérification, et qu'il ne lui est possible de soupçonner l'exactitude de M. Broussais que par les absurdités qu'il me prête. Je tâcherai de faire disparaître cette confusion, en examinant successivement ce qui est relatif aux mêmes objets et en mettant le lecteur à portée de faire les vérifications convenables.

« M. Louis rapporte, dit M. Broussais, un certain nombre d'observations de gastro-entérites terminées par la nécropsie. Il les interprète à sa manière, et il en résulte, selon lui, que les plaques elliptiques qu'il a trouvées plus ou moins tuméfiées, rouges, ulcérées, ramollies, etc., ont eu l'initiative. Cette assertion est gratuite. » (410)

Arrêtons-nous sur ce passage autour duquel je grouperai, en grande partie du moins, tout ce qui concerne les plaques elliptiques de Peyer , dont M. Broussais parle à tout propos.

Un premier sujet d'étonnement pour le lecteur, c'est sans doute qu'après avoir dit que j'interprète les faits à ma manière, M . Broussais ne me suive pas dans cette interprétation pour en faire ressortir ce qu'elle lui semble avoir d'arbitraire et d'erroné. Il l'avait essayé pour quelques-unes de mes observations de phthisie , avec peu de succès , j'en conviens ; a-t-il donc craint d'échouer encore plus complétement ici?

Quoi qu'il en soit de ce silence, au moins singulier, si j'ai admis que dans l'affection typhoïde, l'altération des plaques elliptiques de Peyer avait l'initiative sur toutes les autres, c'est, comme je l'ai remarqué bien souvent, soit dans les commentaires qui suivent les premières observations du premier volume , soit ailleurs , c'est non-seulement parce que cette altération est la seule constante, mais parce que, chez la grande majorité des sujets, les premiers symptômes locaux du début, la diarrhée et les coliques, annoncent une affection du canal intestinal ; que dans ces cas l'altération des plaques est quelquefois la seule du tube digestif, ou bien la plus grave de beaucoup ; qu'il en est encore de même quand les *symptômes généraux* ont *devancé* les symptômes *locaux* d'un plus ou moins grand nombre de jours. Ces faits

une fois bien constatés, et ils sont hors de doute,
comment n'aurais-je pas admis que l'altération qui
nous occupe a l'initiative dans le cours de l'affection typhoïde ?

Après beaucoup d'efforts pour persuader au
lecteur que je ne suis sûr de rien, pas même du
diagnostic de cette maladie, et m'avoir placé une
fois de plus parmi les doctrinaires antimatérialistes
de la médecine, grosse injure que je ne com-
prends pas très bien, M. Broussais ajoute : « du
moins, me direz-vous, je trouverai du certain dans
l'anatomie pathologique. De grâce, ne précipitez
pas votre jugement, et apprenez deux choses importantes : la première, c'est que les plaques peuvent être affectées dans la plupart des autres maladies aiguës, comme elles le sont dans le typhus ; il faut pourtant en *excepter l'entérite*, car si
elle en offrait après la mort, on lui ferait perdre
son nom pour lui imposer celui de typhus insidieux ou latent ; et la pneumonie est celle des maladies aiguës qui en a offert le plus souvent. C'est
M. Louis lui-même qui se donne beaucoup de mal
pour nous le prouver (422). » Plus loin, dit
M. Broussais, « Ne pouvant parvenir à fonder
son entité ni sur les plaques qui existent dans une
foule d'autres maladies, ni sur les symptômes
nerveux qui appartiennent à toutes les grandes
phlegmasies capables de bouleverser l'influence

de l'encéphale, M. Louis se trouve, en plusieurs endroits de son ouvrage, dans une angoisse capable de lui faire pardonner ses erreurs (428). » Puis tout à côté : « M. Louis veut-il prouver que les plaques forment le seul caractère anatomique de l'entité typhoïde, il dit que, bien que communes à une foule de maladies aiguës et chroniques, elles sont plus fréquentes dans le typhus; et sa conclusion est qu'elles en forment le caractère anatomique essentiel (429). »

Quoi! un homme qui a consacré une partie de sa vie à l'observation a pu imprimer tant de sottises, tomber dans des contradictions si grossières! De grâce cependant, dirai-je à mon tour, ne précipitez pas votre jugement, et avant de rire, lisez ce que j'ai écrit relativement au sujet qui nous occupe; alors peut-être ne serez-vous plus tenté de rire à mes dépens.

Après avoir comparé les lésions de l'intestin grêle chez les individus emportés par l'affection typhoïde et chez ceux qui ont succombé à d'autres maladies aiguës, j'ai dit ce qui suit : « *hors l'altération des plaques elliptiques*, toutes les lésions de la membrane muqueuse de l'intestin grêle observées dans l'affection typhoïde, existaient chez les individus qui avaient succombé à des maladies aiguës très différentes (L. t. 1, p. 222.); ces lésions n'avaient donc rien de caractéristique. Mais les plaques elliptiques de Peyer n'ayant offert d'altération que chez les sujets morts de l'affection qui fait l'objet spécial de ces Recherches; cette altération ayant été constante, ordinairement très grave, toujours développée suivant la même loi..., et dans quelques cas, pour ainsi dire, la seule lésion; il faut non-seulement la considérer comme propre à l'affection typhoïde, mais comme en formant le caractère anatomique (id. 223).

C'est-à-dire que j'ai dit bien clairement tout le contraire de ce que M. Broussais m'a prêté, et que, suivant son usage, il a mis beaucoup d'esprit à commenter un fait imaginaire et de son invention.

Maintenant, l'altération profonde des plaques elliptiques de Peyer forme-t-elle réellement le caractère anatomique d'une affection particulière, distincte de l'entérite proprement dite, et connue, jusques dans ces derniers temps, sous les noms de fièvre ataxique, adynamique, etc.? C'est le point qui tourmente le plus M. Broussais, la question à laquelle il revient sans cesse et qu'il n'examine guère qu'avec des raisonnements, au lieu de se livrer à une analyse sévère des faits que j'ai recueillis et d'en conclure rigoureusement pour ou contre les lois que j'ai exposées.

La preuve que l'altération spéciale des plaques elliptiques de Peyer que j'ai décrite, est réellement le caractère anatomique d'une affection particulière, distincte de l'entérite proprement dite, c'est que, 1.e quand cette entérite vient à se développer dans le cours d'une maladie aiguë non typhoïde, dont le siége primitif n'a pas été le canal intestinal, dans le cours d'une pneumonie, d'une affection cérébrale quelconque, par exemple, et que le sujet vient à succomber, on ne rencontre pas l'altération indiquée des plaques de Peyer, alors même que la diarrhée a été violente, et quel que soit le dégré de la lésion de la muqueuse intestinale. Ainsi, un grand nombre de pneumoniques qui succombèrent après une diarrhée de douze ou quinze jours, n'offraient pas l'altération qui nous occupe (L. 2 v., p. 25); 2.° quelle que soit l'affection à laquelle un sujet âgé de cinquante ans et au-delà, succombe, jamais les plaques de Peyer ne présentent la lésion que j'ai décrite, alors même que les membranes muqueuses de l'intestin grêle et du colon offrent tous les caractères d'une violente inflammation. C'est-à-dire que l'altération des plaques de Peyer dont il s'agit, n'a lieu ni chez les individus qui ont dépassé cinquante ans, ni chez ceux qui n'ont pas atteint cet âge et qui succombent à une maladie aiguë dont le siége *primitif* n'était pas l'intestin; c'est-à-dire que cette lésion n'a lieu ni primitivement ni secondairement après cinquante ans, ni secondairement avant cette époque de la vie :

c'est-à-dire qu'elle exige pour se développer, à l'inverse des autres lésions, des circonstances très spéciales , qui ne se rencontrent plus après cinquante ans. Et comment dès lors ne pas faire de ces plaques altérées, comme je l'ai dit, le caractère anatomique d'une affection distincte de toutes celles du cadre nosologique? Il faut, ce me semble, renoncer à l'observation et à la logique, ou admettre cette proposition.

Un autre fait qu'il importe encore de rappeler et qui prouve l'indépendance où se trouve l'altération des plaques de Peyer de celle de la membrane muqueuse environnante, c'est que celle-ci est quelquefois parfaitement saine autour de plaques profondément altérées (L. obs. 8ᵉ, 12ᵉ, etc.); fait aussi embarrassant pour M. Broussais qu'un grand nombre d'autres, et que, par cette raison sans doute, il déclare faux : car c'est, si je ne m'abuse, le sens de l'expression exagération *calculée* dont il se sert dans cette circonstance (440).

A supposer maintenant qu'on ignorât quels symptômes correspondent à la lésion spéciale des plaques de Peyer , on pourrait avancer, sans crainte d'être démenti par l'expérience, qu'il suffira d'observer pour les trouver. Mais nous n'en sommes pas là , et mes observations suffiraient pour indiquer quels sont ces symptômes , pour montrer qu'ils ne ressemblent, par leur réunion et par leur marche, à ceux d'aucune maladie, même du canal intestinal, dans laquelle l'altération indiquée n'existe pas.

L'affection la plus capable d'en imposer à des hommes peu attentifs ou peu expérimentés, c'est assurément l'entérite (1), et c'est par cette raison que dans mes Recherches, j'ai cru devoir faire le parallèle de ces deux maladies (L. 2ᵉ vol., 318.). M. Broussais s'arrête à ce parallèle et il en cite textuellement une partie, celle qui est relative aux symptômes. Quant aux lésions, il les indique sous une forme qui lui appartient ; ce qui rend très nécessaire un éclaircissement sur ce point.

En effet, M. Broussais me fait dire relativement aux différences qui existent entre les lésions qui caractérisent l'affection typhoïde et l'entérite ; « que si les *plaques sont affectées dans l'entérite*, elles le sont moins profondément que dans le typhus, et toujours avec la muqueuse dont elles partagent l'inflammation ; tandis que celle-ci peut manquer dans le typhus, les plaques étant ramollies, ulcérées ou non ulcérées. Ainsi cette première différence, ajoute-t-il, n'est pas dans *l'absence* et dans la *présence* des plaques

---

(1) Je dois prévenir le lecteur que j'entends par entérite l'inflammation de l'un et de l'autre intestin , séparée ou réunie ; on en verra la raison plus tard.

malades, mais dans le degré de leur altération ; or, une différence de degré n'a jamais été une différence de nature. (439.) Ces réflexions ne laissent aucun doute sur le sens de la citation ; et cependant, comment croire que M. Broussais ait voulu dire ce qu'il a dit, ou citer comme il l'a fait ?

Tout-à-l'heure en effet, et le lecteur n'a pu l'oublier, M. Broussais me faisait dire le contraire, que les plaques peuvent être affectées dans la plupart des maladies aiguës, comme elles le sont dans le typhus, qu'il *faut seulement en excepter l'entérite* ; ajoutant que *si elle en offrait après la mort, on lui ferait perdre son nom* pour lui imposer celui de typhus insidieux ou latent ! (422). Certes, la contradiction est trop choquante pour qu'on puisse imaginer qu'elle soit volontaire; et d'un autre côté, on ne saurait l'attribuer à l'obscurité du texte examiné. Je me suis exprimé, en effet, dans le parallèle dont il s'agit, de la manière suivante. « Chez ceux-ci (les individus morts d'une maladie aiguë quelconque, compliquée d'entérite) les membranes muqueuses du colon et de l'intestin grêle étaient fréquemment altérées, ramollies, rouges ou pâles, épaissies ou non épaissies à divers degrés ; mais les plaques de Peyer étaient *saines*, ou avaient seulement partagé, *en partie*, la lésion de la muqueuse environnante , et n'offraient d'*altération spéciale* dans aucun cas , tandis que chez tous les sujets morts après avoir éprouvé les symptômes de l'affection typhoïde, les mêmes plaques étaient plus ou moins profondément altérées, ramollies, épaissies , rouges ou bleuâtres, ulcérées ou non ulcérées ; que chez plusieurs d'entre eux il n'y avait pas d'autre lésion du canal intestinal. (L. 2ᵉ v. 319.)

Aucun rapport, comme on voit , entre ce que j'ai dit et ce que m'a prêté M. Broussais. Dans l'entérite , les plaques de Peyer partagent seulement *quelquefois* et en *partie* la lésion de la muqueuse environnante ; c'est-à-dire que la portion de la membrane muqueuse qui en fait partie , sans être augmentée d'épaisseur , est quelquefois ramollie (L. , 1ᵉʳ vol., p. 221.) Mais les plaques n'offrent d'*altération spéciale dans aucun cas* : c'est-à-dire l'altération qui existe chez les sujets emportés par l'affection typhoïde. Rien de plus clair , de plus positif assurément , et le lecteur doit avoir , comme moi , beaucoup de peine à qualifier les erreurs continuelles de M. Broussais dans ses citations.

Ce médecin ajoute à la suite de ce qui précède, comme seconde différence entre l'affection typhoïde et l'entérite, sous le rapport anatomique, que je n'ai trouvé dans aucun cas d'entérite pro-

prement dite, certaines lésions secondaires, telles
que les diverses ulcérations des membranes muqueuses, si fréquentes chez les malades emportés
par l'affection typhoïde; citation exacte, à laquelle
il fallait ajouter, pour être plus complet; « qu'il
y a donc réellement peu de maladies plus distinctes pour leur *siége et leur nature* que l'entérite et l'affection typhoïde ; qu'elles diffèrent
davantage l'une de l'autre que le catarrhe pulmonaire de la pneumonie, la rougeole de la variole, puisque les lésions secondaires qui se développent dans le cours de ces maladies n'offrent que
des différences de proportion, et qu'entre l'affection typhoïde et l'entérite proprement dite, cette
différence n'est pas la seule. (L. 2°, vol. 319.)

Mais qu'importent les faits ? Il faut que l'entérite et l'affection typhoïde ne soient qu'une seule
et même maladie à des degrés divers;» et si l'entérite ne s'accompagne pas des ulcérations indiquées, c'est, dit M. Broussais, qu'elle occasione
moins de fièvre : si la fièvre y est moindre l'irritation des systèmes nerveux et sanguins y est
moindre aussi, ne tend pas avec une égale puissance à la reproduction de l'inflammation des autres
organes, la langue, le voile du palais, le pharynx,
le larynx, etc (440) ». — Malheureusement pour
cette explication, les maladies aiguës non typhoïdes
les plus inflammatoires, celles qui sont accom-

pagnées du mouvement fébrile le plus considérable, ne donnent pas lieu aux ulcérations du
pharynx, de l'épiglotte et de l'œsophage dont il
s'agit (1er vol); et dans quelques cas d'affection typhoïde où le mouvement fébrile est fort peu
considérable, ces ulcérations ont lieu (44. obs.
2e vol. 362.)

La comparaison des symptômes de l'entérite
et de l'affection typhoïde vient ensuite. » Quant
aux symptômes, disais-je, qu'on les étudie chez les
sujets qui succombent ou chez eux qui guérissent,
la différence est toujours la même. Tandis que
l'affection typhoïde débute par un mouvement
fébrile *ordinairement intense*, bientôt accompagné de la perte des forces, dans une proportion
supérieure à celle des autres symptômes, de somnolence, de stupeur, de délire; d'éruption de
taches roses lenticulaires, et *très fréquemment de
sudamina*, d'épistaxis, de bourdonnements d'oreilles, de dureté de l'ouïe, de mouvements spasmodiques plus ou moins graves, et de météorisme ; le
mouvement fébrile qui a lieu dans l'entérite est ordinairement léger ; la perte des forces peu considérable ou seulement proportionnée à l'abondance
des évacuations alvines. La somnolence extrêmement rare, en rapport avec la faiblesse, sans jamais
être comparable à celle qui a lieu dans le cours
de l'affection typhoïde ; les taches roses lenticu

laires, les épistaxis n'y sont *pas plus fréquentes* que dans *toute autre maladie aiguë* : il n'y a ni stupeur, ni surdité, ni sudamina, ou du moins ceux-ci sont très *rares* ; ni météorisme, ni escarrhe, ni délire ; et quand la terminaison de la maladie est favorable, la convalescence est très rapide, les moyens les plus simples y conduisent : tandis que dans l'affection typhoïde, la convalescence, *quel qu'ait été le traitement*, est presque toujours si longue, que l'utilité des moyens dirigés contre cette maladie, jusqu'à ce jour, est un sujet de doute pour d'excellents esprits. (443.)

Parce que l'affection typhoïde ne débute pas constamment par un mouvement fébrile intense, il en résulte, suivant M. Broussais, que ce début est fort loin d'être un caractère distinctif (443), si vraiment ce début est un caractère distinctif, mais non un symptôme pathognomonique ; et c'est pour cela que j'en ai indiqué bien d'autres. S'il s'agissait de faire ressortir les différences qui existent entre le catarrhe pulmonaire et la pneumonie, on ne manquerait pas d'indiquer celle que présente le mouvement fébrile dans ces deux affections, à leur début et dans leur cours, encore que dans quelques cas il ne soit pas plus considérable dans la pneumonie que dans le catarrhe pulmonaire aigu. Comment donc pourrait-on se dispenser d'une comparaison semblable, quand il s'agit d'assigner les caractères différentiels de l'entérite et de l'affection typhoïde, dans lesquelles le degré de la fièvre est généralement si différent?

Les mêmes réflexions s'appliquent naturellement aux sudamina, aux épistaxis, qui peuvent bien avoir lieu dans le cours de l'entérite, mais dans une proportion infiniment moindre que dans l'affection typhoïde. Elles s'appliquent encore à la perte des forces et à la somnolence, toujours peu considérables dans l'entérite, à l'inverse de ce qui a lieu dans le cours de l'affection typhoïde.

Au sujet de la somnolence; « son assertion qu'elle est extrêmement rare dans l'entérite, dit M. Broussais, en rapport avec la faiblesse, sans jamais être comparable à celle qui a lieu dans le cours de l'affection typhoïde, est donc d'une insigne fausseté » (443).—Le *donc* est placé ici parce que j'ai cité un cas d'affection typhoïde latente où il n'y avait pas de somnolence. Mais je n'ai pu comparer les cas d'entérite avec somnolence, qu'aux cas d'affection typhoïde où ce symptôme existait; et c'est à ces cas, et même aux plus graves d'entre eux *évidemment*, que se rapporte le mot jamais. Il faut être bien familiarisé avec l'injure pour la prodiguer aussi légèrement.

Si les taches lenticulaires, les épistaxis, sont communes à beaucoup de maladies aiguës, pour-

quoi, dit M. Broussais, leur donner un rang si dis-
tingué parmi les signes du typhus (444)? Pourquoi? Tout simplement parce qu'un symptôme observé quatre-vingt-dix-neuf fois sur cent, dans une
maladie, a nécessairement une bien autre valeur
dans cette maladie, comme signe diagnostic, que
dans une autre où on ne le rencontre que cinq à
six fois sur cent, par exemple.

On a vu, dans le parallèle cité plus haut, que la
durée de la convalescence établissait encore entre
l'entérite et l'affection typhoïde une remarquable
différence; la convalescence étant rapide dans l'entérite et presque toujours longue dans l'affection
typhoïde. « Cette assertion est trop générale et fort
trompeuse, dit M. Broussais; et il est si faux, con-
tinue-t-il, que la convalescence soit *nécessairement*
rapide dans l'entérite, que cette maladie tend le
plus souvent à l'état chronique, et que même il est
très difficile de l'en empêcher, car cette forme lui
est très familière. Eh! que sont donc les car-
reaux, affections des plus chroniques, si fréquentes
chez les enfants, sinon de véritables entérites et
des hypochondries, etc. ? (444).

M. Broussais féconde tout ce qu'il touche. J'ai
dit que la convalescence de l'entérite est très rapide, et il me fait dire nécessairement rapide; il
ajoute que loin de se terminer si vite ordinairement, l'entérite a une grande tendance à la chro-

nicité, que même cette forme lui est familière.
M. Broussais se trompe, ou du moins il confond
l'entérite qui se développe chez des sujets actuellement bien portants, la seule dont j'ai parlé, je
l'ai dit positivement (L. 2ᵉ v., 318) , et l'entérite qui a lieu chez des sujets placés dans des
circonstances différentes. La première a ordinairement une marche rapide , une terminaison presque toujours heureuse, comme on l'observe, dans
les mêmes circonstances, pour la gastrite, la pleurésie , la péricardite, que je n'ai pas encore vues se
terminer d'une manière fâcheuse, quand elles se
sont développées chez des individus bien portants.
Mais il n'en est pas de même quand ces maladies
attaquent des personnés déjà malades ou très affai-
blies par des circonstances antérieures ; alors en
effet, non-seulement leur marche peut être très
lente, mais leur erminaison est souvent funeste.
Et c'est pour ne pas avoir fait cette importante distinction , que les ouvrages des pathologistes contiennent, pour la plupart, beaucoup d'erreurs,
ou offrent beaucoup de vague relativement au pronostic des maladies aiguës. Or l'entérite des enfants atteints de carreau est du nombre de celles
qui s'étant développées chez des individus déjà
malades, a presque nécessairement une marche
très lente et uneteminaison funeste ; car ces individus sont presque tous tuberculeux.

C'est d'ailleurs ici le cas de faire remarquer, au sujet de l'entérite, que mes propositions sont plus larges que celles de M. Broussais. Car pour moi le mot entérite comprend à la fois l'inflammation de la membrane muqueuse de l'intestin grêle et celle du colon, séparées ou réunies; par la raison toute simple que je ne connais pas de signes à l'aide desquels on puisse les distinguer d'une manière sûre et savoir quand elles sont isolées ou réunies. Je sais bien que M. Broussais croit les connaître, qu'il les indique dans ses propositions de médecine ; mais ces propositions, comme toutes celles qui ne découlent pas rigoureusement de faits nombreux, exacts, rigoureusement analysés, ces propositions, je l'avoue, sont pour moi comme non avenues, ou du moins elles ne m'offrent qu'un intérêt de curiosité. Quand M. Broussais aura montré clairement, c'est-à-dire au moyen d'un nombre de faits suffisans et par le rapprochement des symptômes et des lésions, qu'il est possible de distinguer, pendant la vie, l'inflammation de la membrane muqueuse de l'intestin grêle de celle du gros intestin; de savoir quand elles sont isolées ou réunies ; alors j'accepterai la distinction qu'il a admise; mais jusques là, et qu'il n'oublie pas qu'il me faut des faits et non des raisonnemens à perte de vue, jusques là je regarderai cette distinction comme tout-à-fait chimérique.

M. Broussais se demande encore, relativement à la longueur de la convalescence de l'affection typhoïde, si je connais bien les effets du traitement physiologique. Je pourrais lui répondre que j'en connais de très graves; mais j'aime mieux lui faire remarquer que lui-même ignore les effets de ce traitement dans l'affection typhoïde, puisque toute sa critique tend à prouver qu'il n'est pas possible de distinguer cette maladie de l'entérite proprement dite, et que n'ayant pu faire cette distinction, il n'a pu davantage reconnaître les effets du traitement antiphlogistique, je veux dire physiologique, dans l'entérite et dans l'affection typhoïde.

« Qu'est-ce au surplus, s'écrie-t-il, en terminant ce qui a trait à la convalescence, qu'est-ce qu'un caractère qui ne se tire que de la terminaison d'une maladie? Faudra-t-il donc pour savoir si l'on a traité un typhus, attendre que le malade soit mort ou guéri? Nous avions déjà frappé cette manière de diagnostiquer du ridicule qui lui est bien acquis, etc ». (446)

Quel ridicule, en effet, dans l'étude comparée de deux maladies, de tenir compte de leurs symptômes, de leur fréquence relative, de leur intensité, de leur durée, de celle de la convalescence; de croire ne les bien connaître qu'après en avoir étudié toutes les parties? Tant de soins

ne peuvent être le partage que des esprits étroits,
qui n'osent secouer le joug de l'observation, et se
font esclaves des faits. Mais les hommes de génie
savent s'affranchir de ces entraves ; rien ne les
gêne, si ce n'est peut-être ces hommes vulgaires
qui sans s'inquiéter de ce que diront les faits, les
observent avec soin, et en tirent des conséquences
rigoureuses qui ruinent de fond en comble les
rêves de l'imagination.

Quant à la question de savoir s'il est nécessaire d'attendre la mort ou la convalescence d'un
malade pour être sûr qu'il a un typhus, j'ai
montré assez clairement, ce me semble, au sujet
du diagnostic de l'affection typhoïde, ce qu'il
fallut en penser ; et je vais mettre sous les yeux
du lecteur un tableau qui suffirait pour lui prouver
que le diagnostic dont il s'agit est assez sûr. Ce
tableau est l'analyse pure et simple de dix-sept
cas d'affection typhoïde, et de vingt-trois cas
d'entérite terminés par le retour à la santé, recueillis dans le cours de mes conférences cliniques, dans les quatre dernières années ; et il a
fait la base de l'un des résumés que j'ai faits l'année dernière à la Pitié.

TABLEAU

Les symptômes observés dans 17 cas d'affection typhoïde, et dans 23 cas d'entérite qui ont guéri.

1° *Diarrhée.*

Affection typhoïde, 17 cas.	*Entérite*, 23 cas.
14 fois sur 15 cas.	23 fois sur 23 cas.
Dès le premier jour dans 10 ; du 2 au 4ᵉ dans 4.	Dès le 1ᵉʳ jour, dans 21 cas ; du 2ᵉ au 3ᵉ, dans 2.
De 6 à 10 selles dans 5 cas; moins dans les autres.	De 7 à 30 selles , dans 21 cas : moins dans les autres.
Durée égale à celle de la maladie dans 1 cas.	Selles réduites dès la 2ᵉ visite, terme moyen, de 11 à 3, quand il n'y avait pas ténesme; de 10 à 2 1/2, dans le cas opposé.
Plus longue dans 3.	
Un peu moindre dans 11.	

2° *Douleurs de ventre.*

8 fois sur 11 cas.	22 fois, sur 23 cas.
Dès le 1ᵉʳ jour dans 5 cas. le 4ᵉ dans 3.	Dès le 1ᵉʳ jour , dans 21 cas ; avant les selles liquides , dans 2.
Semblables à des coliques dans deux cas , sans caractère appréciable dans les autres : jamais vives.	Plus fortes , quand il y avait ténesme; ayant la direction du colon transverse, dans 2 cas.

3° *Météorisme.*

12 fois sur 17 cas.	1 fois sur 23.
Médiocre.	Léger.
Pendant un espace de temps qui a varié de 4 à 10 jours ; dissipé avant la diarrhée.	Un jour.

4° *État de la rate.*

Débordant les côtes 11 fois sur 15 cas.

Dans 3 des 4 autres, son mat dans la portion du thorax correspondante à la rate, avec rénitence obscure dans deux, sous les côtes (sans le moindre symptôme de pneumonie). Le 4e cas est relatif à un malade arrivé tardivement à l'hôpital, et chez lequel le volume augmenté de la rate avait pu disparaître.

L'excès de volume de ce viscère, déjà sensible au 5e ou au 6e jour de l'affection, à l'entrée des malades à l'hôpital, était dissipé 2 ou 3 jours avant la convalescence.

Hypochondre gauche souple dans tous les cas.

5° *Épigastre.*

Un peu douloureux dans un cas, au moment de la toux.

Indolent.

6° *Nausées.*

Dans 1 cas, le malade étant debout.

Dans 2 cas, le 1er et le 6e jour.

7° *Appétit.*

Nul dans tous les cas, depuis l'entrée des malades à l'hôpital jusques près de la convalescence.

Nul dans 5 cas sur 23, à l'entrée des malades; promptement rétabli ensuite. (*Voy.* n. 25.)

8° *Langue.*

Épaisse et rouge dans 3 cas, dès le 5e et le 6e jour.

Sèche et rouge dans 2 autres. Sèche et noire dans 1 cas, du 13e au 29e jour.

Parfois blanchâtre, sans autre lésion.

9° *Arrière-bouche.*

Inflammation du voile du palais | Naturelle.
et de la luette, du 10ᵉ au 14ᵉ
jour, dans 1 cas ; du pharynx
et des amygdales , dans un
autre, au 18ᵉ jour; de la région
sous-maxillaire , le 27 et le 28ᵉ
jour, dans un troisième.

10° *Céphalalgie.*

Dans tous les cas, au début. | Dans un cas : légère.

11° *Somnolence.*

Assez considérable dans 5 cas. | Nulle.
Presque nulle dans les autres. |

12° *Intelligence.*

Plus ou moins profondément al- | Délire intermittent , dissipé par le
térée dans 4 cas et sans agita- | KK, dans un cas.
tion. |
Altérée , avec agitation , dans 2
cas.

13° *Forces.*

Séjour au lit dès le début, dans 3 | Séjour au lit dans un cas (douleur
cas. | dans le trajet du colon trans-
Cessation de travail dès le début, | verse) avant de venir à l'hôpital.
dans 2 autres. | Prostration nulle.
Faiblesse extrême , un peu plus
tard, dans 2 cas.

14° *Éblouissements.*

Dans 6 cas où ce symptôme a été | Nuls.
mentionné. |

15° *Spasmes.*

Aux lèvres dans 1 cas, sans sou- | Nuls.
bresauts. |

16° *Bourdonnements.*

Dans 8 cas, du 2ᵉ au 8ᵉ jour de la maladie.	Nulle.

17° *Surdité.*

Dans 3 cas.	Nulle.

18° *Vue.*

Trouble dans 7 cas.	Excellente.

19° *Épitaxis.*

Dans les 7/10ᵉˢ des cas. Répétées 3 et 4 fois de suite, dans 2 cas. Dès le 1ᵉʳ jour dans 2.	Nulles.

20° *Taches roses lenticulaires.*

Dans 15 cas sur 16 où elles ont été recherchées. Le 16ᵉ est relatif à un sujet admis à l'hôpital, le 16ᵉ jour de l'affection. Début, du 6ᵉ au 16ᵉ jour de la maladie ; au neuvième jour, terme moyen.	Nulles.

21° *Sudamina.*

Dans 9 cas sur 12 où il en a été question ; sans rapport évident avec les sueurs, avant l'apparition desquelles ils se développaient quelquefois.	Dans un cas de dysenterie légère compliquée de pneumonie.

22° *Frissons.*

Dans 11 cas sur 12 où ils ont été recherchés ; avec tremblement dans 1 cas.	Dans 5 cas ; très légers.

23° *Chaleur.*

Élevée dans tous les cas ; à un degré remarquable dans 3.	Un peu élevée dans 4 cas de dysenterie.

24° *Sueurs.*

Copieuses dans 5 cas; dès le début dans un d'eux.

Copieuses au début dans 4 cas ; moindres dans 5 autres , les seuls dans lesquels il en a été fait mention.

25° *Pouls.*

Au-delà de cent pulsations par minute, dans 7 cas.
Irrégulier les 14° et 15° jour chez une femme enceinte, sans péricardite.
D'une faiblesse remarquable dans 1 cas, du 20° au 29° jour.
Large dans 2 cas.

A 80 pulsations par minute , dans trois cas , pour un seul jour; de 70 à 50 dans les autres.

26° *Durée.*

De 25 jours , terme moyen , pour les malades admis du 5° au 9° jour de l'affection ; de 30 pour ceux qui furent admis à l'hôpital après cette époque.
Après ces 25 et 30 jours , le mouvement fébrile avait cessé et les malades mangeaient le huitième de portion ou un peu moins.

De 3 à 4 jours, à partir de l'entrée des malades à l'hôpital, d'où ils sortaient après 8 jours , terme moyen , mangeant alors 3/4 de portion.

27° *Mortalité.*

Outre l'histoire des 17 sujets dont il s'agit, j'ai recueilli, à l'époque de mes conférences cliniques , l'histoire de quatre individus atteints d'affection typhoïde , qui ont succombé ; ce qui porte la mortalité à un cinquième , pour cette période.

Nulle.

28° *Age.*

Terme moyen 22 ans 1/2.
Extrêmes 13 et 35.

Terme moyen, 36 ans.
Extrêmes, 18 et 70.

29° *Traitement.*

Une ou deux saignées de 10 à 15 onces, ordinairement deux.— Une solution de sirop de gomme avec un tiers d'eau de Seltz pour boisson. — Des lavements de lin.	Un quart de lavement de lin opiacé. — De l'eau de riz pour boisson. — Pas d'émission sanguine, à part le cas de pneumonie.

Certes, les deux ordres de malades dont je viens d'analyser l'histoire n'ont pas été atteints de la même affection ; car, pour ne parler que des symptômes, la différence *consiste bien moins dans leur intensité que dans leur nombre, qui est considérable chez les uns, et très borné chez les autres.*

Les symptômes communs aux deux ordres de malades n'étaient pas même tous plus énergiques dans l'un et plus faibles dans l'autre. Ainsi , la diarrhée, les douleurs de ventre , les sueurs étaient à la fois plus constantes et existaient à un plus haut degré dans l'entérite que dans l'affection typhoïde ; le mouvement fébrile était, au contraire, plus considérable dans cette dernière maladie , à laquelle se rattachaient exclusivement ou presque exclusivement les autres symptômes. En effet , sur vingt-trois sujets atteints d'entérite , cinq seulement étaient sans appétit lors de leur arrivée à l'hôpital ; un autre eut un léger météorisme , un deuxième de la céphalalgie , un troisième un délire intermittent , un quatrième se mit au lit avant de venir à l'hôpital, un dernier eut quelques sudamina. Aucun n'eut de sommolence, de prostration, d'éblouissements, de spasmes, de bourdonnements d'oreilles, de trouble de la vue, d'épistaxis, de taches roses lenticulaires, de gonflement de la rate : symptômes dont les uns furent très fréquents chez les malades atteints d'affection typhoïde, les autres constamment observés quand ces malades arrivaient à l'hôpital â une époque qui n'était pas trop éloignée du début de l'affection. Mais ces symptômes étaient les mêmes que ceux éprouvés par les sujets dont j'ai donné l'histoire dans mes Recherches, les mêmes que ceux qu'on observe tous les jours chez les individus qui succombent et à l'ouverture desquels on trouve une altération profonde des plaques elliptiques de Peyer ; de manière qu'il est impossible de mettre en doute la relation des symptômes observés chez les sujets atteints d'affection typhoïde, avec ces plaques ainsi altérées, et qu'il faut admettre *qu'envisagées dans leurs symptômes, l'entérite et l'affection typhoïde different moins par le degré de ceux-ci, que parce qu'ils sont peu nombreux dans l'une, nombreux et variés dans l'autre, quelque soit d'ailleurs le degré de la maladie.* Ce point avait déjà été mis hors de doute dans mes Recherches où les sujets atteints d'affection typhoïde qui ont guéri, sont divisés en deux classes ; l'une relative à ceux qui ont eu des symptômes graves, l'autre relative à ceux qui n'en ont éprouvé que de légers , mais semblables et non moins nombreux ; en sorte que ce qui précède ne fait que confirmer, par de nouvelles observations, un fait déjà établi.

Mais à part les symptômes, combien de différences encore entre les deux séries des sujets dont l'histoire vient d'être analysée, sous le rapport de la durée, de la mortalité, de l'âge et du traitement ! Sous le rapport de la durée, celle de l'affection typhoïde fut, terme moyen, de 25 à 30 jours , de manière que la convalescence n'eut lieu que de 12 à 18 jours après l'admission des malades à l'hôpital ; tandis que dans les cas d'entérite elle avait lieu quatre jours après la même époque , terme moyen. Quant à la mortalité, elle fut nulle dans l'entérite, d'un cinquième dans l'affection typhoïde. L'âge moyen des sujets atteints de cette dernière maladie était de 22 ans 1/2 ; celui des individus atteints d'entérite, de 36 ans. Le repos, les délayants, les opiacés, sans émissions sanguines, furent suivis d'un prompt succès dans l'entérite; et dans l'affection typhoïde, les délayants et les saignées ne furent suivis de la convalescence qu'après un espace de temps considérable.

Malgré ces derniers faits et quelques autres que M. Broussais aurait dû rapprocher du tableau des symptômes (L. t. 2, p. 320), il n'en continuera pas moins à soutenir qu'on ne peut caractériser ce

qu'il appelle mon typhus ; ajoutant ce qui suit :
« Tous les médecins cependant connaissent cette
maladie : il n'en est point qui ne sache que quand
dans une fièvre continue qu'on ne peut attribuer
ni à l'inflammation de l'un des tissus du poumon,
ni à celle du cœur, ni à celle de l'encéphale et de
la moelle rachidienne, ni à celle des reins, du foie,
de l'utérus, de la vessie, ni à celle du péritoine,
ni enfin à l'inflammation de l'ouverture des muqueuses et de l'extérieur du corps, on voit paraître
un certain groupe de symptômes, le typhus est
suffisamment caractérisé. Ce groupe est composé
de ce qui suit : langue brune de rouge qu'elle était,
souvent énduite, ainsi que les lèvres et les dents,
d'une couleur brunâtre ou noire; fétidité des excrétions; couleur brunâtre de la peau avec ou sans
pétéchies, et éruption miliaire; somnolence ou
délire à voix basse, quelquefois avec loquacité
bruyante et agitation; soubresauts convulsifs ou
contraction tétanique des muscles et sur-tout des
bras et des avant-bras, même de la face. Il leur
importe peu, relativement au caractère générique,
qu'il y ait diarrhée ou constipation, météorisme
ou affaissement du ventre, soit avec possibilité de
boire ou vomissement; et ils savent que si les symptômes nerveux sont seuls ou très prédominants sur
les autres, la maladie est plutôt une encéphalite
qu'un typhus. *Voilà donc ce qu'il leur faut pour*

caractériser cette maladie, et ils n'ont nul besoin que l'autopsie vienne leur en donner la confirmation (424).

On a vu plus haut qu'il n'est pas toujours nécessaire, à beaucoup près, d'attendre l'autopsie pour savoir si un malade est atteint d'affection typhoïde. Et s'il m'est arrivé, il y a quelques années, de voir périr des sujets atteints de cette maladie sous forme latente, sans l'avoir reconnue pendant la vie, c'est que les ouvrages de M. Broussais et ceux des médecins qui l'ont précédé, ne pouvaient m'être d'aucune utilité à cet égard. Quant à la valeur assignée par lui au groupe de symptômes qu'il rappelle quand il vient à se produire dans le cours d'une fièvre continue qu'on *ne peut attribuer* à aucune phlegmasie de l'encéphale, de la poitrine ou des viscères placés autour du conduit digestif ou de l'extérieur du corps, cela ne peut pas être contesté ; un des symptômes indiqués, la raideur, étant presque pathognomonique, quand il survient au milieu d'une affection aiguë fébrile non encéphalique; et tous les accidents s'étant développés dans le cours d'un mouvement fébrile qu'on ne peut attribuer à aucune des affections indiquées : circonstance importante et sur laquelle on ne saurait passer légèrement. Mais ce qu'il faut contester, ce qu'il faut même regarder comme tout-à-fait erroné, c'est que ce groupe de symptômes soit nécessaire pour caractériser une affection typhoïde; autrement cette maladie serait méconnue dans les quatre cinquièmes des cas, et l'on ne saurait où placer , dans un cadre nosologique nombre de cas relatifs à des individus qui succombent avec l'altération décrite des plaques de Peyer, l'inflammation aiguë des glandes mésentériques, des ulcérations au pharynx ou le long de l'œsophage, avec une augmentation plus ou moins considérable du volume de la rate; c'est-à-dire avec les caractères anatomiques les plus complets et les plus tranchés de l'affection typhoïde. M. Broussais est donc ici, comme ailleurs, bien loin de la vérité, et il en est loin, parce qu'il écrit d'inspiration bien plus que d'après les faits. La preuve, c'est qu'au moment où il plaçait, en quelque sorte, le fondement de sa pathologie dans le conduit alimentaire, il en ignorait les plus remarquables altérations , et qu'aujourd'hui même il en méconnaît l'importance et les lois.

Plus loin, dit-il , M. Louis qui veut des plaques, est obligé de refuser le typhus aux vieillards, à qui tous les siècles l'ont accordé , et il ne sait que faire de leurs fièvres graves , adynamiques, ataxiques (426). —Je réponds à cela qu'il s'agit de faits et non de ce que les siècles ont pensé ; autrement je pourrais dire que les anciens , quoique peu avancés dans l'observation, ont néanmoins su distinguer le typhus , ou ce qu'ils appelaient les fièvres;

de toute autre maladie; ce que M. Broussais n'a pas su faire. J'ajoute que les vieillards n'offrent pas à celui qui les observe avec soin, l'ensemble des symptômes qui caractérisent l'affection typhoïde; qu'on trouve bien quelquefois chez eux la langue sèche, rouge ou noirâtre, les excrétions fétides, avec un peu plus ou un peu moins de délire, et le météorisme de l'abdomen : mais non tout le groupe de symptômes que je citais tout-à-l'heure, d'après M. Broussais. Encore le petit nombre de ceux dont il s'agit s'observe-t-il seulement alors dans le cours d'une affection du cerveau ou du thorax, ordinairement inflammatoire, ou au milieu d'une maladie des viscères de l'abdomen placés autour du conduit digestif, et *non primitivement*, ou au milieu d'un mouvement fébrile qu'on ne pourrait rapporter à l'inflammation d'aucun des organes dont il vient d'être question ; ce qui n'est plus le cas supposé par M. Broussais lui-même. Disons en outre que chez les vieillards on ne trouve ni le développement de la rate, ni les taches roses lenticulaires, ni l'altération des fonctions des organes des sens qu'on observe dans le cours de l'affection typhoïde; qu'ainsi l'on ne peut pas s'attendre à trouver, comme en effet l'on ne trouve pas chez ceux qui succombent dans de semblables circonstances, les plaques de Peyer altérées d'une manière spéciale. Dernier fait que j'aurais peut-être dû me

8*

contenter de rappeler, pour faire voir la vanité des réflexions de M. Broussais, ayant montré plus haut, que l'altération profonde des plaques de Peyer constitue le caractère anatomique d'une affection particulière, distincte de toutes les autres.

Du reste, l'erreur de M. Broussais est encore assez commune, et il est fort ordinaire, alors que des sujets encore jeunes éprouvent, *dans le cours d'une affection aiguë ou chronique*, un mouvement de fièvre assez considérable, avec sécheresse, rougeur ou couleur brune de la langue et délire; il est fort ordinaire de les considérer comme atteints d'une affection typhoïde, ou de ce qu'on appelait autrefois une fièvre putride, ataxique, venant compliquer une autre maladie. Mais, comme je l'ai dit plus plus haut, ces symptômes caractérisent si peu l'affection typhoïde, qu'ils manquent bien souvent dans son cours, alors qu'il ne peut y avoir de doute sur son existence. On a vu d'ailleurs précédemment qu'on n'observe pas, à l'ouverture du corps de ceux qui succombent dans ces circonstances, l'altération spéciale des plaques elliptiques de l'iléum; de manière qu'il faut, de toute nécessité, reconnaître que l'affection typhoïde, qui n'existe pas chez les vieillards, n'a pas lieu non plus chez les jeunes sujets, comme complication d'une affection aiguë ou chronique,

étrangère au canal intestinal (1); fait important,
puisqu'au milieu des craintes qui assiégent le médecin dans un certain nombre de maladies, il lui
permet de ne plus redouter la complication d'une
affection typhoïde.

Dans le même alinéa, dit M. Broussais « M. Louis
ne sait que faire non plus des gastro-entérites de
l'enfance, parce qu'il n'est pas trop sûr que les
plaques y soient pour quelque chose; ce qui prouve
qu'il ne s'est pas donné la peine d'entrer dans un
hôpital où l'on traite des enfants, et où il aurait vu
des plaques fébriles et non fébriles *à discrétion*. » —
Si vraiment, je sais très bien où mettre les gastro-
entérites de l'enfance : je les laisse à leur place,
parmi les inflammations de la muqueuse gastro-
intestinale proprement dites, et je réserve le nom
d'affection typhoïde à la maladie de l'enfance dans
laquelle les plaques elliptiques de Peyer sont altérées de la même manière que chez l'adulte,
dans les mêmes circonstances; et comme je n'aime
pas les à peu près, et qu'un mois passé en 1827
à l'hôpital des enfants ne m'eût rien appris de positif sur le sujet en question, j'ai mieux aimé n'en
rien dire et laisser aux observateurs futurs le
soin de l'éclairer. M. Broussais ne concevra pas
cette réserve, je le sais; pas plus que moi son

---

(1) Y aura-t-il un jour quelque exception à cette loi ?

goût pour les romans : car c'est encore de sa part
une assertion gratuite de prétendre qu'il suffit
d'entrer à l'Hôpital des enfants pour y voir *à discrétion* des plaques de Peyer fébriles ou non fébriles, profondément altérées. Certes, si M. Broussais
se fût jamais occupé de la recherche dont il parle si
légèrement, il saurait que l'affection des plaques
elliptiques de Peyer plus ou moins semblable
à celle qui a été décrite chez l'adulte, n'est pas
commune dans l'enfance.

Quant aux médecins d'un bon jugement, ajoute
M. Broussais, tout cela ne les embarrasse point :
enfance ou vieillesse, plaques ou non, ils savent
que la gastrite ou l'entérite aiguës sont communes
à tous les âges ; ils notent seulement les différences
que ces circonstances leur impriment, qu'il y ait
ou non des plaques dans les deux extrémités de la
vie, etc., etc. — Sans doute le lecteur n'avait pas
besoin de ce passage pour savoir que M. Broussais
ne tient pas beaucoup aux faits ; mais il n'aurait
probablement pas imaginé qu'il en convînt si
nettement. Que de légèreté, en effet, ne faut-il pas,
pour dire qu'on s'inquiète peu d'une lésion qui
suffit, chez un grand nombre d'individus, pour
causer la mort ; et qui, dans tous les cas d'affection
typhoïde, que les symptômes soient graves ou
qu'ils ne le soient pas, rend le pronostic incertain,
et doit faire trembler pour les jours du malade

jusqu'au moment de la convalescence! Car jusques-là le médecin doit redouter la perforation de l'intestin grêle qui n'a lieu qu'au niveau des plaques.

Revenant encore aux plaques de Peyer, M. Broussais s'exprime ainsi : « M. Louis, qui veut des plaques à quelque prix que ce soit, pour justifier l'entité typhus, se trouve dans une anxiété déplorable toutes les fois qu'une gastro-entérite, capable de réagir sur le cerveau, vient compliquer une autre phlegmasie, et réussit à exterminer le malade déjà débilité, sans avoir eu le temps de faire gonfler et désorganiser les follicules. Tels sont les cas cités par lui, où la gastro-encéphalite est venue tuer en peu d'heures des érysipélateux (427).

Le lecteur s'imagine peut-être, malgré les erreurs continuelles de M. Broussais dans ses citations, que les individus auxquels il fait allusion (L. t. 2. 410 et 419,) ont succombé à des maladies dont la marche a été extrêmement rapide et compliquée d'inflammation du cerveau et de la membrane muqueuse de l'estomac : et l'affection des deux sujets dont il s'agit, n'est devenue mortelle qu'après onze jours dans un cas, et cinquante dans l'autre ; de manière que le temps n'a pas manqué, même à partir des symptômes que M. Broussais attribue sans doute à l'inflammation du canal intestinal, pour désorganiser les follicules, à supposer qu'ils eussent pu l'être en pareille cir- constance. Le début de ces symptômes remontait en effet à six ou à vingt jours, au moment de la mort. Au moins, dira-t-on, les cadavres offraient des traces manifestes de l'inflammation de la membrane muqueuse de l'estomac : nullement ; de telle manière que cette membrane était par- faitement saine sous le rapport de la consistance, de la couleur et de l'épaisseur, dans un cas ; qu'elle était seulement un peu ramollie, sans épaississe- ment ni rougeur, dans l'autre. Mais l'encéphale? L'encéphale lui-même n'offrait aucune trace évi- dente d'inflammation récente ou ancienne. On trouva seulement chez un des sujets un peu de sérosité rougeâtre sous l'arachnoïde, et le cervelet très mou ; mollesse partagée par le cœur, le foie et la rate qu'on ne pouvait croire inflamma- toire. Chez l'autre (422) la pie-mère était un peu rouge, et la substance médullaire piquetée d'un sang noir, épais ; lésions qui n'ont, en aucune manière, le caractère de l'inflammation, et qu'on rencontre à la suite des genres de mort les plus variés.

Il résulte incontestablement de ce qui précède, et des faits analysés dans mes Recherches, ce qui suit :

1° L'altération profonde et spéciale des

plaques elliptiques de Peyer n'a lieu que dans des circonstances non moins spéciales, qui ne se rencontrent ni après cinquante ans, ni dans le cours des maladies dont le siége primitif n'est point le tube intestinal, quel que soit l'âge du sujet, alors même qu'il a éprouvé une diarrhée plus ou moins considérable dans le cours de sa maladie.

2° Cette altération forme le caractère anatomique d'une affection particulière, différente de l'entérite proprement dite, ou même de cette maladie et de la gastrite réunies.

3° Les symptômes qui accompagnent cette altération et la font reconnaître, diffèrent de ceux de l'entérite proprement dite et des phlegmasies les plus graves de la muqueuse gastro-intestinale, moins par leur gravité que par leur nature et leur grand nombre ; de manière que pendant la vie, comme après la mort, il n'est pas possible de confondre ces affections.

4° Les symptômes de l'affection typhoïde, aussi bien que l'altération spéciale des plaques elliptiques de Peyer, n'ont lieu ni après cinquante ans, ni même avant cette époque de la vie, dans le cours des maladies dont le siége primitif n'est pas le canal intestinal ; car la langue noire, le délire, la soif, la chaleur sèche, quelquefois même le météorisme qu'on observe par intervalles dans leur cours, manquent assez fréquemment dans celui de l'affection typhoïde la mieux dessinée, et ne peuvent pas, en conséquence, en être considérés comme des symptômes caractéristiques.

5° C'est par erreur que les médecins ont considéré l'affection typhoïde (fièvre putride, ataxique, inflammatoire, etc.) comme une des complications qu'on rencontre plus ou moins fréquemments dans le cours des maladies aiguës chez les jeunes sujets, ou comme une de celles qu'on observe primitivement après cinquante ans et dans la vieillesse. Au moins n'y a-t-il jusqu'ici aucune exception bien constatée à cette règle.

Encore un mot relativement au caractère anatomique de l'affection typhoïde, au sujet de la cinquante-deuxième observation de mes Recherches. « Cette observation, dit M. Broussais, offre tous les symptômes du typhus très bien conditionnés, chez un jeune homme de quatorze ans, sans altération de l'intestin grêle, mais avec traces d'irritation gastro-encéphalique et *ramollissement considérable* de la muqueuse du colon.

Vous allez croire que l'auteur, poussé à bout, va vous avouer que les *inflammations de l'encéphale* et de ses membranes suffisent pour produire les phénomènes encéphaliques, et que l'influence de la gastrite peut y contribuer. Vous ne connaissez guère M. Louis ; il répondra que le sujet était peut-être trop jeune pour avoir des plaques ; qu'au surplus, si l'on ne trouvait pas les traces d'une pneumonie sur un sujet qui en aurait offert tous les symptômes , il faudrait dire qu'il avait une *pneumonie simulée*. Demandez-nous encore MM. les doctrinaires , etc. (421).

Après avoir envisagé le fait dont il s'agit sous divers rapports , je remarque que le mésentère et l'intestin grêle étant sains à l'ouverture du corps , on ne peut pas dire que le sujet, qui avait éprouvé *presque* tous les symptômes caractéristiques de l'affection typhoïde , eût été atteint de cette affection ; et que cela étant, on ne peut pas non plus s'expliquer les premiers accidents éprouvés par le petit malade. M. Broussais sourit de mon embarras et de l'impossibilité où je suis de me rendre compte des symptômes offerts par le sujet. Quant à lui que rien n'arrête et qui explique tout , il s'en prend au ramollissement considérable de la membrane muqueuse du colon, à l'inflammation de l'encéphale et à la gastrite, des symptômes et de la mort du sujet. Oh ! pour le coup , M. Broussais ne se sera pas trompé : il aura cité fidèlement les faits. Vraiment non ; M. Broussais a des habitudes et il y tient. J'ai dit que la membrane muqueuse du colon droit était ramollie , et non pas le siége d'un ramollissement considérable ; et cette membrane ayant conservé son épaisseur et sa couleur naturelles , il n'est pas sûr, à beaucoup près, que le ramollissement indiqué fût le résultat de l'inflammation. Quant à l'encéphalite, il y avait pour toute lésion cérébrale, à l'ouverture du corps, un très léger épanchement de sérosité rose dans l'arachnoïde supérieure du côté droit, une infiltration sous-arachnoïdienne assez considérable et universelle, une cuillerée et demie environ de sérosité claire dans chacun des ventricules latéraux; lésions fort communes, qu'on observe chez les individus qui succombent aux maladies les plus variées, qu'il est impossible de rapporter à l'inflammation. Et relativement à l'influence de la gastrite, qui a dû contribuer au développement des phénomènes encéphaliques, il a été dit que la membrane muqueuse de l'estomac était légèrement tachée de rouge dans le grand cul-de-sac, veloutée, d'une épaisseur et d'une consistance convenables dans toute son étendue. C'est-à-dire que cette membrane ne présentait qu'une lésion extrêmement légère, bornée, consistant en une simple altération de couleur, produite, très probablement, dans les dernières heures de l'existence ; et que de toutes les inflammations si étourdîment annoncées par M. Broussais, aucune n'est démontrée. Celle de l'encéphale est imaginaire ; et si l'on voulait absolument considérer la rougeur partielle de l'estomac, sans autre altération de sa membrane muqueuse, comme le résultat de l'inflammation, celle-ci s'étant développée, très probablement, dans les *dernières heures de la vie*, aucune part dans les symptômes cérébraux ne pourrait lui être attribuée. Si les médecins qui s'arrêtent devant les faits qu'on ne saurait interpréter rigoureusement, sont doctrinaires, anti-matérialistes, etc., quel nom donner à ceux qui ne semblent se plaire que dans l'interprétation des faits imaginaires ?

J'arrive maintenant aux remarques de M. Broussais sur l'affection typhoïde latente. « Une chose qu'il importe de noter, dit-il, c'est que les plaques peuvent exister sans qu'il y ait ni fièvre, ni affection cutanée ou gastrique, ni aucuns des phénomènes dits nerveux. Croyez-vous que pour cela l'entité typhus va succomber? Rassurez-vous:ces cas ne seront plus des typhus simulés, mais des typhus dissimulés ou latents » (422).

Chez les cinq sujets que j'ai considérés comme atteints d'affection typhoïde latente, à raison de l'obscurité des symptômes qu'ils ont éprouvés, et de leur peu de gravité, les plaques de Peyer étaient profondément altérées, ulcérées, dans plusieurs ces même, perforées. A quel autre ordre de maladies rapporter celle des sujets dont il s'agit, ayant démontré que l'altération indiquée forme le caractère anatomique de l'affection typhoïde? Évidemment il n'y avait pas deux partis à prendre; et au lieu de rire, il fallait tout simplement conclure des faits rapportés, que l'affection typhoïde peut, comme toutes les autres, offrir une multitude de nuances.

« Nous dirions, nous , grossiers physiologistes, continue M. Broussais, qu'il n'y a rien d'étonnant qu'on rencontre les follicules soit disséminés, soit agminés, gonflés, saillants, rouges, endurcis, ramollis ou ulcérés, chez des malades qui ont éprouvé, pendant des semaines ou des mois, des douleurs de ventre, du météorisme, du dévoiement, etc. Nous ajouterions que le peu ou le défaut de fièvre chez ces sujets n'a rien qui doive surprendre, puisque l'inflammation était peu active, bornée à une étendue peu considérable dans le canal, peu ou point partagée par l'estomac et nullement par l'appareil de la respiration. Nous verrions là des entéro-colites, soit sub-aiguës, soit chroniques, et nous ne serions point surpris qu'il n'existât aucun phénomène annonçant les lésions de l'encéphale; sachant de reste que les troubles sympathiques de cet appareil sont constamment en raison de l'étendue de l'inflammation viscérale » (423).

En vérité, physiologistes ou non, quelque dénomination que vous preniez , puisqu'il vous en faut une, vous auriez tort mille fois de tenir ce langage; car le sujet de la quarante-unième observation, le premier des cas latents, n'avait eu ni météorisme, ni diarrhée, ni douleurs de ventre pendant plusieurs semaines; et dans ce cas évidemment vos explications tombent d'elles-mêmes. Il faut en dire autant par rapport au deuxième malade et pour les mêmes raisons. Dans l'hypothèse que vous avancez et que vous croyez sans doute fort plausible, dites-nous donc, je vous prie, comment il se fait que dans des circonstances beaucoup plus favorables, suivant votre manière de voir, au développement des ulcérations dont il s'agit, comment ces ulcérations n'ont jamais lieu; comment ni moi ni ceux qui ne hasardent pas incessamment des explications de toute espèce, nous ne rencontrons jamais ces ulcérations chez les personnes atteintes d'entérite dans le cours d'une maladie quelconque avec fièvre, alors même que cette entérite a duré une ou plusieurs semaines, et que les altérations de la membrane muqueuse de l'intestin grêle sont graves? Vos explications ne résistent pas, vous le voyez, au plus simple examen; elles sont d'ailleurs les mêmes que celles que vous donniez de la lésion qui nous occupe, des ulcérations de l'intestin grêle, chez les sujets atteints de maladies chroniques non tuberculeuses; c'est-à-dire de ces ulcérations qui n'existent, pour ainsi dire, que dans l'imagination de ceux qui les admettent.

Vous dites que vous ne seriez pas surpris qu'il n'existât aucun phénomène attestant la lésion de

l'encéphale, sachant de reste que le trouble sympathique de cet appareil est *constamment* en raison
de l'étendue des inflammations viscérales. » Et
vous oubliez que dans l'immense majorité des cas
d'empoisonnement par les substances corrosives,
il n'y a pas de délire, de symptômes cérébraux,
si ce n'est quelques heures avant la mort, comme
on l'observe dans toute espèce de maladie : que
dans les quatre cas d'affection typhoïde latente où
il y eut perforation et inflammation universelle
ou presque universlle du péritoine, il n'y eut pas
de délire : de manière qu'en réalité c'est moins à
l'inflammation qu'au mouvement fébrile qui l'accompagne et qui était peu marqué dans les cas
dont il vient d'être question, qu'il faut sur-tout
rapporter les symptômes cérébraux.

Enfin, dites-vous, si l'on nous apprenait que
de pareils malades ont succombé tout-à-coup par
une péritonite, effet d'une perforation de l'iléum,
cela vous paraîtrait tout simple ; car nous savons
que les membranes muqueuses enflammées peuvent s'ulcérer et se percer aussi bien que s'en-
durcir, se ramollir et se réduire en bouillie
(423).—Mais puisque ces perforations vous paraissent si simples et si faciles à expliquer, dites-
nous, de grâce, comment on ne les observe que
sur les plaques ; comment elles n'ont pas lieu au-
delà de cinquante ans, ou même chez les jeunes

sujets atteints d'une entérite , ou si vous voulez
d'une gastro - entérite grave , dans le cours
d'une maladie aiguë ? Dites - nous cela , je vous
prie, et alors j'adopterai vos expressions; mais en
attendant , souffrez que je considère vos explications comme un simple jeu de votre imagination,
plus fait pour détourner les esprits sévères de l'é-
tude de la médecine, que pour les y entraîner.

Mais, continue M. Broussais; « ce n'est pas ainsi
que procède le génie de M. Louis : il voit pendant
la vie, dans le groupe des symptômes que nous
venons de représenter , ou un embarras intestinal
(cette entité lui est chère), ou une entérite, si
la chaleur , la douleur et le mouvement fébrile
lui permettent de prononcer le mot inflammation
(423.) »

La réponse à ces diverses assertions est facile.
Le génie de M. Louis , qui consiste à observer avec
exactitude et à tirer des faits des conséquences rigoureuses , ce génie paraît vous importuner beaucoup ; car il vous force à revenir sans cesse sur
les mêmes objets et à émettre des propositions
qui n'ont pas le moindre fondement, et que vous
ne hasardez peut-être pas toujours sans quelque
répugnance. Il ne voit pas , comme vous le lui
faites dire , dans les symptômes éprouvés par les
individus atteints d'affection typhoïde latente ,
un embarras intestinal , et cette entité (pour par-

ler votre langage), cette entité ne lui est pas chère. Il a dit seulement que les symptômes éprouvés par *l'un* des malades avant la perforation, convenaient assez bien à ce *qu'on nomme* embarras gastrique; il a ajouté que si la perforation n'eût pas eu lieu et que les ulcérations se fussent cicatrisées, on aurait probablement dit que le malade n'avait eu qu'un embarras gastrique ou intestinal; qu'on ne saurait douter que l'erreur n'ait eu lieu quelquefois; que c'est une puissante raison de soumettre à un examen sévère toutes les affections sans siége bien déterminé, ou dont la nature est inconnue (L. 2ᵉ v. 339.). Et un peu plus loin, dans le résumé des faits relatifs à l'affection typhoïde latente (372), j'ai montré *qu'en réalité* on n'aurait pas dû admettre l'embarras intestinal chez le sujet en question, et qu'en tenant compte de la marche de la maladie, en examinant la surface du corps pour rechercher les taches typhoïdes, et la région de la rate pour savoir si ce viscère est augmenté de volume, on devrait, dans des cas analogues, arriver à un diagnostic précis; car cet examen avait été négligé. C'est-à-dire qu'ici encore, suivant votre usage, vous m'avez fait dire à peu près le contraire de ce que j'ai dit. Véritablement, si vos commentaires sur les ouvrages des médecins de l'antiquité et sur ceux des modernes, ressemblent à celui dont vous m'avez honoré, vous nous aurez donné, convenez-en, un livre fort bizarre.

M. Broussais me reproche, à la fin de l'alinéa dont j'ai cité le commencement, de ne jamais dire entéro - colite, quoique le gros intestin ait souffert avec l'intestin grêle, ou entéro-gastrite, si l'estomac était affecté : ces expressions, dit-il, ne sont pas dans son vocabulaire : elles sentent trop le physiologisme (414).

Ma justification est facile. Si je ne dis pas en-téro-colite, quoique l'un et l'autre intestin aient souffert, c'est, ainsi que je l'ai fait remarquer plus haut, parce que jusqu'ici nous n'avons pas de signes au moyen desquels on puisse reconnaître d'une manière sûre, pendant la vie, quand l'in-flammation de l'intestin grêle est isolée ou réunie à celle du gros intestin ; que dès lors l'expres-sion entérite est plus exacte. Si je ne dis pas gastro-entérite quand l'estomac est affecté secon-dairement dans l'entérite, c'est parce que le nom d'une maladie doit être tiré, non de tous les or-ganes malades dans son cours, mais de ceux qui l'ont été primitivement ; sans quoi une pneumonie pourrait et devrait s'appeler, dans quelques cas, pneumo-céphalo-gastro-entéro-céphalite, etc. Enfin, si je ne donne pas à l'affection typhoïde le nom de gastro-entérite, c'est pour ne pas consacrer une erreur, puisque l'estomac n'est pas enflammé,

dans tous les cas de cette maladie, à beaucoup
près ; et que quand il l'est, c'est seulement à une
époque plus ou moins éloignée du début de l'affection. (L. t. 1, p. 182.)

M. Broussais semble d'ailleurs avoir pris soin
de me justifier lui-même, en disant, au sujet du
début de l'altération des plaques elliptiques de
l'iléum, que j'ai placé avant celui des autres altérations, en disant ce qui su il« M. Louis peut
avoir raison *quand les lésions des intestins ont ou-
vert la scène morbide ;* mais ce n'est pas un mo-
tif, ajoute-t-il, pour que les intestins aient été
souffrants, lorsque rien encore n'annonçait qu'ils
dussent l'être (410). »

On a vu précédemment par quels motifs j'avais
admis qu'alors même qu'il n'y avait ni coliques,
ni diarrhée dans les premiers jours de l'affection
typhoïde, l'altération des plaques elliptiques
de Peyer avait eu l'initiative ; je n'y reviendrai donc pas. Je rappellerai seulement que si,
dans ces circonstances, alors même qu'il y avait
soif, anorexie, mauvaise bouche, céphalalgie,
douleur dans les membres, je n'ai pas admis que
la gastrite eût eu l'initiative, c'est parce que ces
symptômes ne sont nullement caractéristiques
de la gastrite, puisqu'ils peuvent avoir lieu pendant un espace de temps considérable, comme on
l'a vu au sujet des phthisies latentes, sans que la

membrane muqueuse de l'estomac offre de lésion appréciable ; et qu'on ne peut être assuré de l'existence de la gastrite, qu'autant qu'il y a eu, pendant quelques jours, des douleurs à l'épigastre, des nausées et des vomissements de bile, unis à quelque mouvement fébrile. D'ailleurs, loin d'affirmer que la gastrite aiguë donnât toujours lieu à cet ensemble de symptômes, j'ai dit tout le contraire (L. 2e. v.); ce qui n'empêche pas M. Broussais d'avancer que je ne connais pas les signes de la gastrite, ou que j'affecte *spéculativement* de les méconnaître (411).

Jusqu'ici, toutefois, j'avais pensé que nous étions presque d'accord, M. Broussais et moi, au sujet des difficultés qui environnent le diagnostic de la gastrite, dans un assez grand nombre de cas. M. Broussais, en effet, dans sa 131e proposition de médecine, s'exprime ainsi : « L'inflammation de la membrane muqueuse de l'intestin grêle s'appelle entérite; le cadavre l'offre quelquefois seule, *mais on ne saurait attester son existence avant l'autopsie* ; et d'ailleurs la gastrite a toujours eu l'initiative : Il vaut donc mieux lui donner le nom de gastro-entérite ».

Si l'on ne peut affirmer l'existence de la gastrite avant l'autopsie, c'est sans doute parce qu'on en ignore les symptômes diagnostics dans un assez grand nombre de cas ; et alors nous sommes à peu près d'accord , M. Broussais et moi. Malheureusement il ajoute que si , à l'ouverture d'un sujet atteint d'entérite, on trouve une inflammation de la membrane muqueuse de l'estomac qu'on n'a pu reconnaître pendant la vie , cette inflammation a eu l'initiative , et dès lors , je l'avoue , je ne le conçois plus , nous différons; car c'es' comme s'il disait qu'on peut et qu'on ne peut pas, chez le même individu , reconnaître une gastrite. »

La diarrhée et ses causes occupent beaucoup M. Broussais. Après en avoir parlé briévement aux pages 412 et 413, il me fait dire, un peu plus loin, que si l'on a *toujours* trouvé, chez les sujets emportés par l'affection typhoïde, de l'*inflammation dans le cæcum*, elle était si légère dans quelques cas qu'on ne doit pas en tenir compte, et qu'il ne faut attribuer le flux de ventre qu'à l'iléum, et par conséquent aux plaques. Notez bien , ajoute-il, que pour tenir ce langage , il faut que M. Louis se soit trouvé dans l'impossibilité absolue de montrer une seule diarrhée indépendante de la colite (429).

Puis , après m'avoir fait le reproche de ne pas m'être appliqué à distinguer les cas où l'inflammation vient de l'intestin grêle, de ceux où elle est née des gros intestins eux-mêmes, M. Broussais affirme que cette recherche aurait fait voir trop clair dans l'histoire de la diarrhée; qu'il eût été dès lors difficile d'en faire un attribut de l'affection typhoïde; qu'il l'eût été bien plus encore de soutenir que la diarrhée des typhisés est *uniquement* dépendante de l'intestin grêle (449).— A côté de ces assertions mettons les passages de mes Recherches qui y ont rapport, et que M. Broussais n'a pas indiqués.

Après avoir étudié les faits relatifs à la diarrhée dans l'affection typhoïde, je cherche à déterminer, d'une manière rigoureuse, son rapport avec l'état de l'intestin, et je dis : « ce rapport n'était pas toujours le même, puisque l'altération de la membrane muqueuse de l'intestin grêle s'étendait plus ou moins rapidement à partir du début. A cette époque, en effet, les plaques de Peyer étaient, sinon dans tous, au moins dans presque tous les cas, les seules parties affectées du canal intestinal, les seules par conséquent auxquelles on pût attribuer le dévoiement. Et bien qu'à une distance plus ou moins éloignée du début, *la membrane muqueuse intermédiaire aux plaques et celle du côlon fussent ordinairement plus ou moins altérées*, elles ne l'étaient pas constamment ; de manière que la diarrhée avait alors *tantôt un double siége , l'un et l'autre intestin , tantôt un siège unique* , l'intestin grêle. Ce dernier cas était celui de onze sujets dont la membrane muqueuse du côlon avait une consistance convenable et était presque parfaitement saine ; et parmi eux s'en trouvaient quatre chez lesquels la diarrhée avait été considérable dès le debut de l'affection. D'où il suit que la longueur et l'intensité du dévoiement n'indiquent pas, d'une manière certaine, une lésion de la membrane muqueuse du gros intestin, etc. (L. t. 2. p. 20.)

Il y a loin, comme on voit, de ce que j'ai dit à ce que M. Broussais m'a fait dire ; et au point où j'en suis de son examen, je m'étonne encore de le voir tout à la fois persiffler et critiquer des faits imaginaires, car en définitive, le persifflage, ce me semble, ne peut tomber sur moi.

« Il faut, dit M. Broussais, pour tenir ce langage, que M. Louis se soit trouvé dans l'impossibilité absolue de montrer une seule diarrhée indépendante de la colite ». — Mais je viens de rappeler que dans un grand nombre de cas, la membrane muqueuse du colon était saine ou presque parfaitement saine ; et pour qu'on n'imagine pas que je fuis les faits, je remarquerai que chez le sujet de la neuvième observation, la membrane muqueuse du gros intestin était seulement un peu ramollie dans le cœcum ; altération qui n'est pas évidemment inflammatoire, et qu'on trouve chez presque tous les individus qui succombent, quel que soit leur genre de mort. Dans la dixième observation, à part deux petites saillies dans le cœcum et dans le

colon droit , le gros intestin était parfaitement
sain. Dans la douzième, la membrane muqueuse
du même organe était dans un état d'intégrité parfait dans *toute sa longueur*, etc. : et comme les
trois sujets de ces observations eurent de la diarrhée, il reste prouvé que la critique de détail de
M. Broussais ne repose sur rien.

Mais il ne s'arrête pas en si beau chemin ; et
au sujet de la diarrhée commune ; « sur ce dernier point , dit il , ceux qui ne jugeront de l'entérite que par son ouvrage , resteront non-seulement dans l'ignorance , mais encore dans l'erreur
la plus dangereuse. En effet , il répète à chaque
instant que la diarrhée peut avoir lieu sans lésion
de la membrane muqueuse du colon , comme les
sueurs sans lésion de la peau ; il va plus loin , car
il attribue la diarrhée purement et simplement à
la faiblesse , etc. (450). »

Qui ne croirait, après cela , que j'ai, pour ainsi
dire, écarté les diverses lésions de la membrane
muqueuse du colon des causes ordinaires de la diarrhée? Et néanmoins, en parlant de celle des pneumoniques dont j'ai analysé l'histoire, j'ai dit qu'elle
fut généralement proportionnée à l'altération de
la membrane muqueuse de l'un et de l'autre intestin , ou à celle du colon qui était exclusivement affectée dans quelques cas (L. t. 2, 25.)

Plus loin, après avoir étudié l'état de la chaleur

et des sueurs chez les malades atteints de diverses affections aiguës, j'ai dit : « On ne peut voir dans les sueurs en général que l'effet d'une action sympathique sur la peau, semblable à celle qui s'exerce sur une foule d'organes dès que l'un d'eux est le siége d'une lésion plus ou moins grave. Et quand on réfléchit au faible degré du mouvement fébrile qu'offrent beaucoup de sujets atteints de diarrhée forte, à la prompte disparition de leurs symptômes, à la briéveté de leur convalescence ; on est porté à croire que la membrane muqueuse de l'intestin est *généralement très peu altérée* dans l'entérite proprement dite, et dans un état qui ne diffère peut-être pas beaucoup de celui de la peau quand elle est le siége d'une sueur copieuse (id. 271). Pas un mot, comme on voit, de la faiblesse comme cause de la diarrhée, ou autrement, car l'état de la peau en sueur, dans une maladie aiguë, n'est pas l'atonie ; de manière que ce passage ne justifie pas plus que le premier les assertions de M. Broussais.

Mais peut-être me serais-je exprimé d'une manière différente en cherchant à déterminer les causes de la diarrhée des phthisiques ; nullement : il a été question, à leur sujet, d'altération de sécrétion et jamais de faiblesse comme cause de dévoiement dans certains cas.

Ce qui résulte de mes Recherches ou de l'analyse des faits que j'ai observés, c'est donc; 1° que la diarrhée des individus atteints d'affection typhoïde a une double source, l'altération des plaques elliptiques au début, puis, et plus ou moins promptement, avec elle, l'altération de la membrane muqueuse intermédiaire à ces plaques et de celle du colon, au moins dans un grand nombre de cas; 2° que dans d'autres circonstances la diarrhée a quelquefois pour cause unique l'inflammation de la membrane muqueuse du colon; 3° que chez un grand nombre de sujets, bien portants ou non au moment où cette diarrhée se déclare, la muqueuse intestinale n'est pas enflammée, ou ne peut pas être considérée comme atteinte d'inflammation; qu'on ne peut attribuer alors l'abondance des selles qu'à une altération de sécrétion dont la cause est inconnue. J'ai admis ces causes non *à priori*, mais parce que l'analyse des faits m'y a forcé, moi, qui suis profondément indifférent aux résultats, pourvu qu'ils soient rigoureux.

Les assertions de M. Broussais relatives au météorisme, doivent aussi fixer l'attention du lecteur. » Quand l'irritation débute par les intestins inférieurs, dit-il, deux cas peuvent se présenter: ou elle commence par le colon, et alors la diarrhée est abondante dès le début, *sans météorisme*; puis celui-ci survient si rien n'arrête l'inflammation : ou l'irritation existe d'a-

bord dans l'iléum, plus ou moins près de la val-
vule iléo-cœcale , ce qui donne des coliques sans
diarrhée ou avec un peu de diarrhée, du *météorisme*, des douleurs profondes, etc. (412). Et un peu
plus loin , M. Louis, dans la première forme de
l'irritation , suppose , sans fondement , que la
diarrhée vient des plaques supérieures à la val-
vule, et ne voit dans le météorisme qu'un
progrès de la même affection, au lieu d'y voir
l'extension de l'irritation du colon à l'estomac »
(413).

Où M. Broussais a-t-il vu tout cela ? ce n'est
assurément ni dans mes Recherches ni dans l'observation des faits. Ici encore j'ai dit l'opposé
de ce qu'il me fait dire , et il a imaginé le contraire
de ce qui se passe en réalité : ce qui ne surpren-
dra personne, car on ne devine pas la vérité. Loin
d'avoir attribué au progrès de l'altération des plaques elliptiques de Peyer le météorisme , j'ai dit
en quelque sorte le contraire, en montrant, par
par la simple exposition des faits , que le météorisme était plus rare et surtout beaucoup moins considérable dans l'intestin grêle que dans le gros intestin (L. 1er v. 185, 224). Et au sujet de la cause
à laquelle on voudrait rapporter le météorisme ,
j'ai fait le résumé des faits de la manière suivante.
« On ne saurait attribuer le météorisme à une lésion
appréciable de la membrane muqueuse du colon,

aucune n'étant constante, et moins aux ulcérations qu'à toute autre, puisqu'elles n'existaient que dans six des cas dont il s'agit. Et il est d'autant moins permis de s'arrêter à cette lésion, qu'elle était large, profonde, et presque constante dans l'intestin grêle, qui était moins fréquemment météorisé que le colon, et toujours, à deux exceptions près, à un degré très peu considérable. (L. 1er vol. 226). »

Je disais encore dans l'alinéa suivant : « On ne saurait objecter en faveur de la doctrine contraire, que le météorisme de *l'intestin grêle* disparaissait quelque temps avant la mort ; car sa cause présumée, les ulcérations, existant toujours et n'étant pas en voie de guérison dans la plupart des cas, lors du terme fatal, on ne voit pas comment l'effet aurait cessé. A supposer d'ailleurs que le météorisme de l'intestin grêle eût cessé avant la mort, chez les sujets qui avaient succombé du vingtième au trentième jour de l'affection, il aurait dû être considérable chez les individus emportés du huitième au quinzième ; ce qui n'est pas. A quoi il faut ajouter que si le météorisme de l'intestin grêle eût existé pendant un certain temps et à un degré considérable, on en aurait probablement retrouvé des traces après la mort, dans l'épaississement de ses parois qui aurait eu lieu chez un certain nombre de sujets. Et il faut conclure de ce qui précède que pendant la vie comme après la mort, le siége principal et souvent unique du météorisme est le gros intestin. »

Assurément ce résultat ne pouvait être prévu ; on devait même, *a priori*, penser tout le contraire ; et c'est pour cela que M. Broussais s'est trompé. Mais pourquoi ne pas lire quand on critique, et ne pas observer quand on veut écrire dans une science d'observation ?

M. Broussais indique, dans plusieurs points de son examen, comment se développe l'inflammation dans les organes qui en offrent des traces, chez les individus emportés par l'affection typhoïde: il s'en explique à la page 414, où il dit que je fausse les faits en supposant que l'affection de l'estomac et celle du duodénum ne dépendent point de la progression de l'irritation du bas vers le haut, mais seulement de la fièvre.

Voilà donc M. Broussais convenant, en opposition avec sa 131ᵉ proposition rapportée plus haut, que l'estomac n'est pas toujours affecté primitivement dans l'entérite, puisqu'il assure que quand la membrane muqueuse de cet organe et celle du duodénum sont affectées, dans la maladie qui nous occupe, c'est par la propagation de l'inflammation de l'intestin grêle et non autrement. Et comment le prouve-t-il ? Il ne le prouve pas, il l'affirme ; et il l'affirme, sans doute, parce qu'au premier abord il peut sembler assez probable que les choses se passent ainsi. Malheureusement l'imagination et l'observation ne sont pas souvent d'accord, et c'est pour cela que nous différons encore ici M. Broussais et moi. Les faits sont loin, en effet, de confirmer ses assertions ; car il résulte de l'analyse de ceux que j'ai recueillis, non-seulement que les altérations de la membrane muqueuse de l'estomac sont les mêmes chez les sujets emportés par l'affection typhoïde et chez ceux qui succombent à d'autres maladies aiguës, mais que la proportion des cas dans lesquels ces lésions existent, n'offre que des différences assez légères (L. 1er vol. p. 181). Et comme dans les maladies aiguës non typhoïdes, l'intestin grêle n'est pas toujours affecté quand l'estomac est plus ou moins lésé, je n'ai pu regarder la lésion de celui-ci, dans l'affection typhoïde, comme une continuation de celle du jéjunum. D'un autre côté, un mouvement fébrile, variable en intensité, ayant lieu dans les différentes maladies aiguës que j'ai comparées ; les lésions secondaires, celles de l'estomac comme les autres, y étant généralement proportionnés ; force a été pour moi d'attribuer à ce mouvement fébrile une part considérable dans la production des altérations de l'estomac, et dans celle des autres viscères affectés secondairement (L. t. 1, p. 182, 451). Ici encore, j'étais loin de m'imaginer l'existence de cette loi avant l'analyse des faits ; mais comment ne pas l'admettre, et comment souscrire à la proposition de M. Broussais, quand on connaît les faits ?

J'ai exposé avec beaucoup de détails les faits relatifs à l'état de la langue chez les individus atteints d'affection typhoïde ou d'autres maladies aiguës. Chez ceux qui ont succombé, j'ai comparé la langue avec la membrane muqueuse de l'estomac, et l'ayant trouvée rouge, sèche, épaisse ou noire dans un grand nombre de cas où la muqueuse gastrique ne présentait aucune trace d'inflammation, et réciproquement, j'en ai conclu que l'état de la langue n'indiquait pas celui de l'estomac, qu'on ne pouvait espérer connaître celui-ci par l'inspection de la langue ! Que dit M. Broussais à cela ? Rien, sinon qu'il est de notoriété, pour tous les véritables observateurs, que la rougeur, la chaleur, la forme lancéolée et la sécheresse de la langue, aussi bien que la rougeur du voile du palais et du pharynx, sont des signes infiniment précieux pour le praticien qui traite une gastrite, etc. » C'est-à-dire que l'état de la langue indique celui de la membrane de l'estomac, parce qu'on le croit généralement ainsi ; c'est-à-dire qu'ici encore M. Broussais affirme et ne prouve pas. Je conviens que sa position était difficile ; que voulant à toute force critiquer, je veux dire blâmer, il n'avait

guère à faire que ce qu'il a fait ; car, pour démontrer que ma proposition relative à la langue était
fausse, il aurait fallu montrer que les faits dont elle
n'est réellement que l'expression, étaient faux : et
comment arriver là ? M. Broussais a jugé très sai-
nement que la chose n'était pas possible , et, dans
son impuissance, il a dit que je n'avais soutenu la
proposition qui résume les faits analysés, que pour
me mettre en opposition avec lui (418). Voilà ,
certes un argument d'une grande force et auquel
je ne me serais pas attendu.

Les symptômes cérébraux sont encore pour
ce médecin l'occasion de quelques sarcasmes ; car
c'est presque uniquement en sarcasmes que consiste sa critique. «Fondera-t-il ces symptômes, s'é-
crie M. Broussais, sur les plaques? Eh ! pourquoi
pas, puisque les plaques sont le seul caractère anatomique du typhus. Ce qu'il y a de certain , c'est
qu'il ne les attribuera pas à l'affection du cerveau;
car, selon lui, si l'ouverture en montre souvent
les traces, quelquefois elle n'en découvre aucune.
Or, comme il lui faut de graves altérations pour
affirmer qu'un organe a été malade , et comme il
admet en principe, qu'une fonction peut être lésée sans que ses instruments aient souffert d'altération, il ne se gênera pas plus dans cette question
que dans toute autre (433) ». — Il est sûr que cette
question m'a beaucoup moins gêné qu'elle n'em-

barrasse M. Broussais, qui me semble se donner beaucoup de peine pour ne rien dire.

Il s'agissait de connaître la cause du délire, de savoir si l'on pouvait s'en rendre compte par l'état anatomique du cerveau. Que faire pour cela? Comparer le cerveau d'un certain nombre d'individus dont le délire avait été grave, avec le cerveau d'un même nombre d'individus qui n'avaient pas eu de délire, ou qui n'en avaient eu que momentanément: et c'est ce que j'ai fait. Et comme il est résulté de cette comparaison, que la masse encéphalique avait été saine ou légèrement altérée, dans la *même proportion*, chez ces deux ordres de malades; j'en ai conclu que l'état anatomique du cerveau ne rendait pas compte du délire. Je conviens que si je me me fusse borné à commenter un cas dans lequel le cerveau aurait présenté une injection plus ou moins forte, et relatif à un sujet qui aurait eu beaucoup de délire j'aurais pu croire que la congestion cérébrale expliquait le délire : mais j'aurais commis une erreur; et c'est pour l'éviter que j'ai comparé entre eux plusieurs faits relatifs à des sujets placés dans des circonstances différentes et capables de s'éclairer mutuellement. Et c'est la méthode numérique appliquée à des faits exacts, groupés d'après leurs ressemblances, qui a décidé la question ; la méthode numérique à laquelle M. Broussais prodigue si volontiers de petites railleries ; qui n'est pas tout, à beaucoup près, dans la recherche de la vérité, mais sans laquelle on ne peut y arriver en médecine, sans laquelle aussi, pour le dire en passant on ne peut en quelque sorte recueillir l'expérience des siècles.

D'ailleurs je n'ai dit nulle part qu'une fonction pût être lésée sans que ses instruments aient souffert d'altération ; j'ai dit d'altération *appréciable*, ce qui est tout autre chose.

Maintenant, que l'état du cerveau auquel il fallait attribuer les symptômes cérébraux fût appréciable ou non, comme il n'était pas primitif, il fallait rechercher à quelle lésion il était lié ; ce que j'ai fait le plus rigoureusement qu'il m'a été possible. Et n'ayant trouvé chez les sujets atteints de délire aucune lésion constante, à part celle des plaques elliptiques de Peyer, l'inflammation de la muqueuse gastrique ayant d'ailleurs été souvent consécutive au délire, j'en ai conclu que la cause de ce symptôme était dans les plaques de Peyer et non ailleurs (2ᵉ vol., p. 156). La même méthode employée pour connaître la cause du délire des pneumoniques, m'a conduit à un résultat analogue; c'est-à-dire à reconnaître que l'inflammation pulmonaire, la seule lésion constante chez eux, devait être considérée comme la cause du délire dont ils sont atteints assez fréquemment.

Mais comment cette cause agit-elle ? c'est

encore une question que je me suis faite et que j'ai résolue, en montrant que l'action des poumons et des plaques elliptiques de Peyer s'opère, non au moyen d'une sympathie inappréciable dans ses moyens, mais à l'aide d'un mouvement fébrile, dont l'inflammation de ces organes est la source. Car le délire était proportionné à la fièvre, et dans la supposition contraire, il faudrait admettre que l'action sympathique des organes les plus différents par leur structure et par leurs fonctions, est la même ; ce qui me parait impossible (L. 2ᵉ v. p. 172).

Toutefois, ajoutais-je, on me comprendrait mal si l'on imaginait que je n'admets d'autre influence que celle du mouvement fébrile, puisque tout-à-l'heure encore, j'observais que le délire ou ses suites, n'étaient pas entièrement les mêmes chez les individus emportés par l'affection typhoïde et chez ceux qui ont succombé à la pneumonie. Ce que je veux dire et ce qui me semble évident, c'est que l'influence sympathique des organes est secondaire, et que celle de la fièvre est la principale. (Id.)

Ces éclaircissements répondent de reste à ce passage de M. Broussais : « On lui répondra peut-être qu'il a trouvé lui-même des symptômes nerveux pareils à ceux du typhus chez des sujets qui n'avaient que des gastrites et des entérites,

sans plaques tuméfiées : sa réponse est toute prête:
ce n'étaient pas des typhus ; donc les symptômes nerveux n'y ont pas été provoqués de la même
manière que dans le typhus » (433). — Si vraiment, ils ont aussi été provoqués de la même manière, par le mouvement fébrile ; et ils ont été
rares dans l'entérite, parce que le mouvement
y est peu considérable.

Je ne m'arrête pas aux réflexions faites par
M. Broussais au sujet des symptômes cérébraux
éprouvés par la malade qui fait l'objet de la 47ᵉ
observation; car ce qui précède suffit pour les apprécier, et je ne puis qu'être de son avis quand il
renonce à faire de nouvelles remarques sur d'autres observations; vu, dit-il, que ces remarques seraient trop tristes et trop humiliantes pour notre
époque de lumière (438). — Comment imaginer, en effet, qu'on ait pu écrire sérieusement en
1834, la phrase suivante ? « Qui nous dit que le
travail inflammatoire, exhalatoire et suppura-
toire du cerveau, n'est pas empêché par l'inflammation prédominante d'autres organes, ou
par le *défaut de sang que ces organes lui sous-*
traient ? » (B. 434).

Ma mauvaise foi est tout aussi patente pour
M. Broussais dans le peu que j'ai dit des causes de
l'affection typhoïde, que partout ailleurs ; et en
homme consciencieux il n'oublie pas de le faire

remarquer au lecteur avec une sorte de luxe d'expressions qui mérite d'être signalé (456); mais sans s'inquiéter des preuves, car à quoi bon ? Il ajoute que si l'on veut connaître la raison pour laquelle je n'ai pu assigner la cause du typhus, c'est uniquement parce que j'ai refusé de l'attribuer à l'inflammation de la muqueuse digestive (457). — Et moi, pour toute réponse, je rappellerai au lecteur que quelle que soit la gravité de l'inflammation de la membrane muqueuse de l'estomac et de l'intestin grêle après cinquante ans, ou dans le jeune âge, quand elle se développe dans le cours d'une maladie aiguë, on n'observe pas, pendant la vie, l'ensemble des symptômes qui caractérisent l'affection typhoïde, ni, après la mort, l'altération profonde des plaques de Peyer qui en forme le caractère anatomique; de manière qu'il est de toute impossibilité de considérer l'affection typhoïde comme une suite de l'entérite proprement dite, soit simple, soit unie à la gastrite.

Il résulte pourtant de ses calculs, dit M. Broussais, que l'inflammation de l'intestin grêle produit plutôt des plaques depuis la puberté jusqu'à quarante ans, que dans tout autre âge de la vie. Mais il faudrait bien se garder de croire qu'elle ne produit ces symptômes que dans le cas où elle occasione ces plaques : c'est là l'erreur perpétuelle de l'ouvrage qui nous occupe, et sans cesse elle reparaît malgré les faits cités par l'auteur lui-même *qui en contiennent la réfutation* (457).

Cette dernière assertion était inévitable de la part d'un homme qui, dans tout le cours de sa critique, me fait dire, involontairement, j'en conviens, le contraire de ce que j'ai dit, ou toute autre chose, et fait ensuite ses commentaires tout à son aise. Mais elle ne peut plus avoir d'importance auprès du lecteur pour qui j'ai rétabli les faits.

DEUXIÈME PARTIE.

TRAITEMENT.

Enfin, dit M. Broussais, nous arrivons au traitement, et c'est la partie la plus *insidieuse* de l'ouvrage. L'auteur ne sait quels effets ont produit les traitements qu'il a rapportés. Il a recours aux chiffres, et ses calculs n'apprennent rien. Il recherche successivement les effets de la saignée, des toniques, des vésicatoires. Parmi les typhus terminés par la mort, tant ont été modifiés de telle manière, tant de telle autre. Mêmes calculs pour les typhus graves ou légers qui ont guéri. Puis, à la fin, l'auteur ignore constamment s'il en a guéri un seul (457).

Ces premières lignes annoncent que M. Broussais finira son examen comme il l'a commencé, ne

se souciant pas plus d'être d'accord avec lui même,
que d'observer les convenances. A l'entendre je
ne sais quel effet ont produit les traitements que
j'ai rapportés, et cependant, d'après mes calculs,
tant de typhus ont été modifiés de telle manière ,
tant de telle autre. Mais si le traitement a modifié,
il a agi ; comment alors me faire dire que j'ignore
les effets du traitement ?

Il faut d'ailleurs ne pas perdre de vue que dans
les maladies qui peuvent également bien se terminer par le retour à la santé ou par la mort, l'effet
du traitement doit être considéré sous un double
rapport : d'une part, relativement à leur durée ;
de l'autre, relativement à leur terminaison. De
ce qu'un médicament abrège la durée d'une maladie dont l'issue peut être heureuse ou malheu-
reuse, il n es'ensuit pas rigoureusement qu'il ar-
rache un certain nombre d'individus atteints de
cette maladie à la mort. C'est une nouvelle question à examiner , et c'est ce que j'ai fait pour les
saignées et les toniques (L. 2ᵉ v. p. 474, 503) Mais
les observations dont je pouvais disposer pour résoudre ce problème étaient peu nombreuses ; et
si le résultat de leur analyse indiquait que quelques malades atteints d'affection typhoïde avaient
dû être arrachés à la mort, au moyen de la saignée
ou des toniques, ce résultat ne pouvait être considéré que comme très probable , ainsi que je l'ai

fait remarquer. Et c'est sans doute cette réserve dont rien ne pouvait m'affranchir et qui répugne tant à l'esprit de M. Broussais, c'est cette réserve qu'il a voulu ridiculiser en disant que j'ignorais constamment si l'art en avait guéri un seul.

« Voilà , s'écrie-t-il , de belles données à présenter à des médecins qui connaissent les procédés de la méthode physiologique ! Elles sont dignes de la barbarie du douzième siècle, et parfaitement en rapport avec ce qui précède. M. Louis, dans son acharnement contre la méthode physiologique, néglige toutes les données qu'elle fournit à l'art. Ne prenant point pour but de ses vues thérapeutiques une inflammation que l'on voit souvent naître, etc. (459) », Suivent six pages de déclamations, ou à peu près.

Au lieu de ces déclamations qui ne signifient rien , ou qui prouvent seulement qu'on se fait l'avocat d'une mauvaise cause, le lecteur aurait sans doute désiré qu'on lui montrât comment le chapitre dont il s'agit est insidieux, comment les données qu'il renferme sont dignes de la barbarie du douzième siècle. Car ce qui doit lui paraître barbare et digne du douzième siècle, ce n'est pas sans doute, ainsi que je m'y suis appliqué, de rapprocher des faits observés exactement, de les compter, d'en tirer des conséquences rigoureuses, de ne rien avancer qui ne soit dans ces faits : c'est bien plutôt assurément d'émettre, à tout propos, des assertions sans preuves, de remplacer les faits par de simples jeux de l'imagination, ou de ne les considérer que comme une occasion ou un moyen de disserter, ainsi qu'on le faisait dans les temps d'ignorance. Et ce qui devrait sur-tout paraître très insidieux au lecteur, si cela ne tenait à l'impossibilité où se trouvent certaines personnes, à raison de leur *constitution*, de respecter les faits (1), c'est de prêter à ceux qu'on critique autre chose que ce qu'ils ont dit, ou même tout le contraire.

---

(1) On lit, en effet, au milieu des remarques faites par M. Broussais, relativement à mes recherches sur la phthisie, ce qui suit : « C'est une conviction que j'ai acquise par voie d'induction, parce que *mon organisation m'y a forcé*. Tous les médecins ne la partageront pas, je le sais; mais beaucoup d'entre eux l'obtiendront comme je l'ai obtenue, lorsqu'ils seront *organisés à peu près comme je le suis* (398). »

Et ces remarques de M. Broussais sur son organisation, seraient justifiées, au besoin, par le passage suivant : « Je vous défie, cher lecteur, de trouver ces doctrinaires en défaut, si vous avez la bonté de leur accorder leurs prémisses, c'est-à-dire, une entité composée d'un groupe de symptômes qui ne sont effectivement ni *rouges*, *ni noirs*, *ni chauds*; *ni froids*, *mais qui peuvent être tout cela*, *ou successivement l'un et l'autre*, *afin que tous les oracles classiques soient accomplis*. » Car M. Broussais n'a écrit ces lignes ni pour *le Corsaire*, ni pour *le Figaro*, mais pour son examen où où les trouve à la page 462 de son quatrième volume.

Sans doute si, au sujet du traitement, je me fusse contenté, suivant l'usage, de dire que telle ou telle médication réussit, qu'il faut l'employer de telle et telle manière, etc.; M. Broussais aurait peut-être affirmé que mon traitement était imcomplet, insuffisant; que la méthode physiologique était bien supérieure, le tout sans en rien prouver : mais il n'aurait probablement rien dit de plus; mes propositions n'eussent pas amené une explosion de colère quelque peu risible, malgré l'importance du sujet ; je ne serais pas un impie (459). Mais au lieu de cela, et sans m'occuper des résultats de la médecine physiologique (je veux dire des assertions), j'ai étudié les faits que j'ai recueillis avec toute l'exactitude dont je suis capable; je les ai analysés d'une manière rigoureuse ; comme au sujet des symptômes, je n'ai eu de manière de voir sur la valeur des agents thérapeutiques employés qu'après l'analyse faite; je me suis borné à en montrer les résultats ; mon imagination n'y a été pour rien. En cela, comme dans tout le reste, la marche que j'ai suivie a été fort différente de celle de M. Broussais qui croit encore, comme on l'a cru jusqu'ici, que la thérapeutique n'est qu'un corollaire de la pathologie, et qu'on peut lui faire faire des progrès par des considérations *à priori*; par ce qu'il appelle des *vues*.

Sans doute M. Broussais dira que ses préceptes

s'appuient sur l'expérience ; et je lui répondrai qu'il se trompe , que l'expérience veritable en médecine ne peut résulter que de l'analyse exacte de faits nombreux , bien constatés , classés d'après leurs analogies , comparés avec exactitude , et comptés ; que l'expérience acquise de toute autre manière est à peu près imaginaire . A ussi de combien de médicaments, de moyens thérapeutiques, connaissons-nous la valeur réelle? Je lui répondrai que n'ayant fait aucun travail du genre de celui dont il s'agit , pour savoir à quoi s'en tenir sur l'action des agents thérapeutiques dans l'affection typhoïde, ses assertions à cet égard ne peuvent être considérées que comme de simples opinions qui ne sauraient faire loi. J'aurai tort, quand il m'aura montré d'une manière nette qu'on peut arriver à une démonstration en thérapeutique par une voie différente de celle dont je parle , mais alors seulement ; et je m'étonne que M. Broussais ne se soit pas aperçu que son examen devait porter principalement sur la manière dont j'ai observé, et sur la méthode que j'ai suivie, pour m'élever des faits particuliers aux faits généraux de pathologie ou de thérapeutique que j'ai publiés. Sans doute les erreurs de fait sont un grand mal en médecine, mais les mauvaises méthodes sont un mal beaucoup plus grand encore : c'était donc la méthode qu'il fallait sur-tout examiner.

A la vérité, que dire de plausible contre une méthode qui suppose tout simplement que l'on a pris au sérieux ce qu'on a dit de l'observation sans trop y croire ; qu'on n'admet un résultat comme vrai qu'autant qu'il est l'expression rigoureuse d'un nombre de faits suffisants, bien observés et non choisis ; qu'on est dans une profonde indifférence pour les résultats ; qu'on n'a aucune idée préconçue ; qu'on ne donne comme vraies ni ses vues thérapeutiques, ni ses vues hygiéniques, etc., etc ? Car ces vues, comme je l'ai remarqué plus haut, ne sont que des manières de voir, des considérations qu'appuie un peu plus ou un peu moins de probabilité. Et cent fois l'expérience a prouvé que ces vues, ces considérations, ces vraisemblances, ne sont pas confirmées par le temps ; de manière que l'homme le plus habile dans ces espèces de jeux d'esprit, n'arrive guère, indépendamment des voies rigoureuses de l'observation, qu'à des erreurs. Certes, les vues, les considérations de toute espèce n'ont pas manqué à M. Broussais ; dans l'étude des affections du tube digestif ; et à quoi l'ont-elles conduit? si ce n'est à confondre les maladies les plus distinctes, à méconnaître les lésions les plus graves, les plus faciles à constater et les plus importantes à apprécier.

N'admettant de méthode que la sienne dans

la recherche des meilleurs moyens à opposer aux affections morbides, M. Broussais dit que je n'ai pas reconnu l'inflammation pour la cause fondamentale du typhus, qu'il m'est *donc* loisible de dire que l'entité ou la maladie qui le produit, tantôt est inflammatoire et tantôt ne l'est pas. Vous voyez, ajoute-t-il, la conséquence. Est-elle inflammatoire ? traitez-la par les antiphlogistiques : a-t-elle cessé de l'être, et la faiblesse est-elle dominante ? opposez-lui les toniques (461).

Telle n'est pas ma manière de procéder. Si je conseille un traitement plutôt qu'un autre, ce n'est pas, il s'en faut, parce qu'une maladie me paraît ou non inflammatoire; mais parce que l'expérience, c'est-à-dire l'analyse rigoureuse d'un certain nombre de faits exacts, montre que ce traitement est plus ou moins utile. La simple considération de la nature d'une maladie peut bien suffire et suffit en effet, pour indiquer la direction dans laquelle des essais doivent être tentés ; mais cette médecine rationnelle, *médecine d'essai*, n'est rien jusqu'à ce que l'expérience ait parlé. L'ophthalmie, la blennorrhagie et la dysenterie suffiraient pour le prouver. Le traitement dit antiphlogistique ne leur convient pas toujours, à beaucoup près, et c'est l'expérience seule qui l'a appris. Ce n'est ni l'analo-

gie, ni des vues *à priori* qui m'ont conduit à l'é-
tablissement d'un certain nombre de propostions
de pathologie et de thérapeutique : M. Broussais
le sait bien : ces propositions ne sont que l'analyse
des faits que j'ai recueillis ; et l'école physiologique, pour me servir de ses expressions , n'a pu
m'être d'aucune utilité pour cela.

« Les médecins de son parti concèdent, dit
M. Broussais (suivant M. Louis, leur faible interprète), que le typhus doit d'abord être traité né-
gativement, malgré la stupeur , les spasmes,
autant de temps qu'il y a forte chaleur avec fréquence du pouls ». (461)

Je viens de montrer que les résultats patholo-
giqu esou thérapeutiques admis par moi, n'avaient
pu être influencés par l'école physiologique ni aucune autre ; j'ajoute qu'ici encore M. Broussais me
fait dire autre chose que ce que j'ai dit et à peu près
tout le contraire : car loin de prescrire un traitement
négatif dans les premières périodes de l'affection
typhoïde , j'ai dit ; » la saignée ayant été utile
aux malades dont j'ai recueilli l'histoire, dans la
période aiguë de l'affection , il doit paraître convenable d'y recourir à cette époque, en la propor-
tionnant à l'intensité du mouvement fébrile. Une
saignée de douze onces doit suffire quand il est
faible ; il faudrait la répéter deux fois dans le cas
contraire, dans les dix ou douze premiers jours ;

et on préférera la saignée générale aux saignées locales, dont l'utilité est moins bien constatée (L. t. 2, p. 512.)

M. Broussais ne pouvait se rendre à cette dernière proposition : mais comment a-t-il prouvé la proposition contraire ? Est-ce en comparant un certain nombre de malades atteints d'affection typhoïde , traités par la saignée générale , avec une masse d'individus atteints de la même affection , traités par les sangsues? Assurément non; M. Broussais ne procède pas ainsi. Ses théories, ses vues thérapeutiques lui persuadent qu'un traitement est supérieur à un autre, et il affirme , de la meilleure foi du monde que cela est. Mais à supposer qu'il en fût réellement ainsi , que le *tact* de M. Broussais ne fût pas sujet à erreur , encore faudrait-il le démontrer. Et pour le faire , il n'y a pas , ce me semble , d'autre moyen que celui dont je viens de parler. Il ne faut pas oublier d'ailleurs , comme je l'ai déjà fait remarquer , que jusqu'ici M. Broussais n'a pas su distinguer l'entérité proprement dite, de l'affection typhoïde ; qu'ainsi tout ce qu'il dit de la thérapeutique de cette dernière maladie doit être comme non avenu, par ceux qui savent que l'entérite et l'affection typhoïde ne sont pas la même chose.

A la suite du passage indiqué plus haut ; « c'est beaucoup , dit M. Broussais , que cela , et nous devons en prendre acte. Mais ils veulent (les médecins de mon parti et moi) que si le malade n'entre pas en convalescence après plusieurs jours de ce traitement, les phénomènes nerveux qu'ils attribuaient la veille à l'inflammation, soient attribués le lendemain à la débilité, et qu'on prodigue les toniques. Je dis qu'on prodigue : M. Louis est positif sur ce point. Les petites doses de KK. lui paraissent tout-à-fait inertes. Selon lui, soit que le malade meure, soit qu'il guérisse, le médecin doit l'avoir stimulé pour remplir sa mission. » (461.)

Une première remarque et qui n'est plus nouvelle, c'est que M. Broussais me fait dire ce que je n'ai pas dit. Loin de recommander les toniques dans tous les cas, j'ai indiqué avec précision, toujours d'après l'expérience, les circonstances assez rares dans lesquelles ils sont indiqués. M. Broussais m'accuse même d'avoir insisté avec une sorte d'affectation sur le précepte de ne recourir aux toniques que quand le pouls est devenu aussi lent ou plus lent que dans l'état normal (460). J'ai dit en effet, en résumant les faits observés, ce qui suit : « les circonstances les plus favorables à l'administration des toniques sont donc un pouls calme, puis de moins en moins accéléré ; une diarrhée légère, l'absence du météorisme. Quand ces conditions existent, la faiblesse semble d'autant plus facile à

surmonter , qu'elle est plus considérable (L. t. 2,
p. 5o3). Et si j'ai insisté sur ces circonstances ,
c'était évidemment pour qu'on n'employât pas
les toniques dans tous les cas d'affection typhoïde
indistinctement , et qu'on ne pût pas imaginer
que j'étais conduit, dans leur administration, par
une théorie quelconque.

Si d'ailleurs j'ai recommandé les toniques à
haute dose quand ils sont indiqués, c'est encore
parce que l'expérience m'y a forcé ; car qu'y a-t-il
à faire quand on observe , sinon de faire connaître
les résultats de l'observation et de l'expérience ,
sans s'inquiéter de savoir si ces résultats sont ou
non d'accord avec les vues , les considérations
thérapeutiques de tel ou tel médecin.

Un peu plus loin , toujours au sujet des toniques , M. Broussais ajoute : « ils vous affirment ,
en apparence de la meilleure foi du monde, que
les malades ne guériraient pas sans cela (465). »
Et un peu plus haut, M. Broussais me faisait dire
qu'après avoir bien calculé, j'ignorais si l'art avait
guéri un seul malade ! (447) On devrait au moins
tâcher d'éviter les contradictions et l'absurde, quand
on accuse les autres de mauvaise foi. Et afin que rien
ne manque en ce genre: «je ne crois donc pas, dit
M. Broussais , au commencement de l'alinéa suivant, à l'assertion de M. Louis, proclamant à son de
trompe que si les malades ne sont tonifiés au mo-

ment où le pouls perd sa fréquence , ils ne pourront jamais se relever (465). » C'est-à-dire que me voilà publiant à son de trompe un fait dont je n'ai dit mot, ou que j'ai seulement mis en doute, dans certains cas !

« C'est une fiction , dit encore M. Broussais, que cette adynamie typhoïde sans fréquence du pouls et sans chaleur fébrile après les saignées : c'est un subterfuge ingénieux pour ne pas abandonner les toniques dans la traitement d'une entité dont ils étaient naguères le spécifique (466). »

L'adynamie des sujets qui ont pris le quinquina à hautes doses et avec un succès incontestable , cette adynamie est une fiction ! Mais pourquoi ne pas l'avoir démontré ? pourquoi n'avoir pas démontré , les faits étant sous vos yeux , que les sujets , le dernier sur-tout, qui, devenu journellement plus faible, était dans l'impossibilité de faire le moindre mouvement quand il prit des toniques , pourquoi n'avoir pas démontré qu'il n'était pas dans l'adynamie ? D'un bout à l'autre de votre examen, vous ne vous êtes pas démenti : pour le traitement comme pour le reste, vous avez affirmé sans vous embarrasser des preuves; et quand vous m'avez fait parler, vous m'avez prêté un langage que je n'ai pas tenu. Assurément, la critique peut être utile; mais à cette condition, de la part de celui qui l'exerce, de connaître la matière, de citer exactement , de discuter et non simplement d'affirmer.

Après avoir disserté tout à son aise sur le traitement des affections du canal intestinal, M. Broussais termine en disant que s'il ne porte pas de jugement général sur moi, c'est que son but n'est pas de me molester, mais de m'aider à me corriger, si j'en sens le besoin.—J'ignore si le jugement de M. Broussais peut molester quelqu'un ; mais je suis vraiment édifié des motifs qui l'ont dirigé dans sa critique. J'avais besoin toutefois qu'il m'assurât de son intérêt, car j'étais porté à croire que ses injures et ses accusations de mauvaise foi avaient des motifs moins honorables. J'ai donc beaucoup à le remercier de sa déclaration ; et j'aurais bien d'autres remercîments à lui faire, si l'examen auquel il m'a forcé pouvait préserver des écarts de l'imagination ceux qui cultivent la science, et les éloigner des écueils dans lesquels M. Broussais est venu se perdre.

FIN.

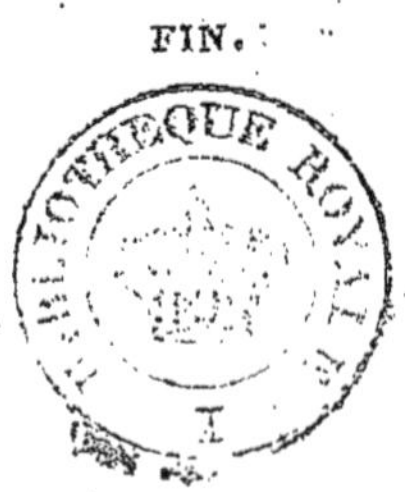